ÉTUDE

SUR LES

NÉVRALGIES RÉFLEXES

SYMPTOMATIQUES

DE

L'ORCHI-ÉPIDIDYMITE BLENNORRHAGIQUE

PAR

CHARLES MAURIAC

MÉDECIN DE L'HÔPITAL DU MIDI

PARIS

F. SAVY, LIBRAIRE-ÉDITEUR

24, RUE HAUTEFEUILLE

1870

u

ÉTUDE

SUR LES

NÉVRALGIES RÉFLEXES

SYMPTOMATIQUES

DE

L'ORCHI-ÉPIDIDYMITE BLENNORRHAGIQUE

Paris. — Imprimerie Cusset et Cᵉ, rue Racine, 26.

ÉTUDE

SUR LES

NÉVRALGIES RÉFLEXES

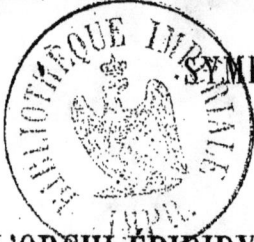

SYMPTOMATIQUES

DE

L'ORCHI-ÉPIDIDYMITE BLENNORRHAGIQUE

PAR

CHARLES MAURIAC

MÉDECIN DE L'HÔPITAL DU MIDI.

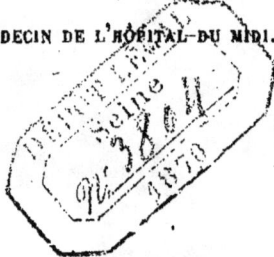

PARIS

F. SAVY, LIBRAIRE-ÉDITEUR

24, RUE HAUTEFEUILLE

1870

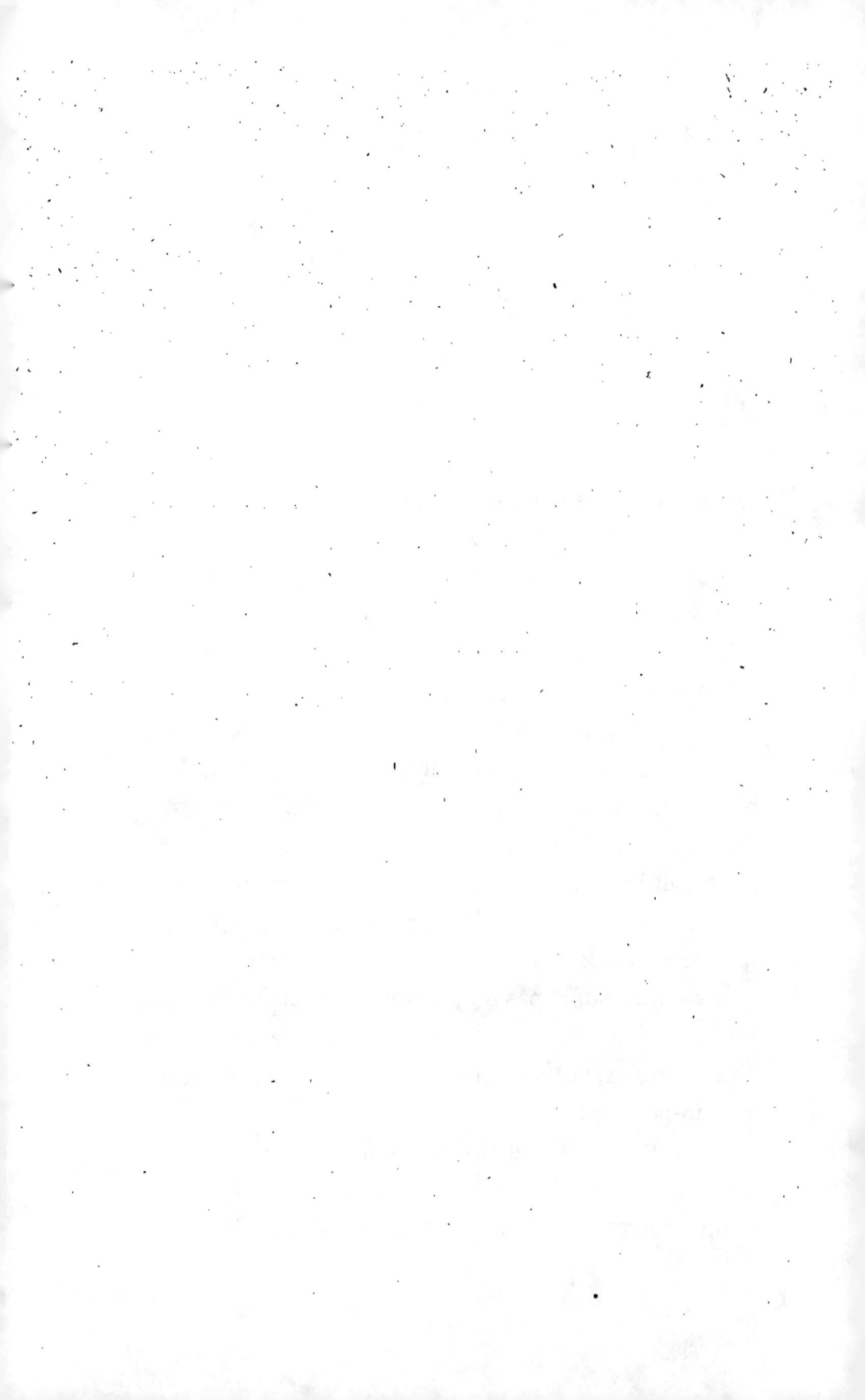

AVANT-PROPOS

Cette ÉTUDE a paru par fragments dans la GAZETTE MÉDICALE DE PARIS pendant les années 1869 et 1870. Elle se compose de deux parties, l'une *clinique* et l'autre *théorique.*

Le mouvement considérable de malades qui se fait à l'hôpital du Midi m'a permis de recueillir en peu de temps, soit dans mon service, soit à ma consultation, un grand nombre d'observations d'orchi-épididymites blennorrhagiques compliquées de névralgies réflexes. Parmi elles j'ai choisi les plus précises et les plus complètes, et j'ai pu réunir ainsi un groupe de faits présentant, je crois, toutes les variétés de l'*orchi-épididymite névralgique.*

Mais il ne suffit pas d'observer les faits : il faut les analyser dans toutes leurs circonstances avec la plus rigoureuse exactitude, puis en donner l'interprétation physio-pathologique.

C'est ce que j'ai tenté de faire dans la seconde partie. J'ignore si j'ai réussi. Toujours est-il qu'après avoir soigné plusieurs centaines d'orchi-épididymites (1) depuis l'époque où j'ai écrit ce mémoire, je ne trouve aujourd'hui rien à changer aux conclusions.

On observe chez la femme des irradiations névralgiques, dont le foyer siége soit dans les ovaires, soit dans l'utérus. Ces phénomènes douloureux, qui sont de nature réflexe, offrent avec ceux que je décris ici la plus grande analogie. J'en ai dit quelques mots; pour les développements, je renvoie à une longue note que je leur ai consacrée dans ma traduction des *Leçons* de M. West *sur les maladies des femmes*.

---

(1) RELEVÉ DES ORCHI-ÉPIDIDYMITES OBSERVÉES A MA CONSULTATION OU DANS MON SERVICE DE L'HÔPITAL DU MIDI, DEPUIS LE COMMENCEMENT DE JANVIER 1869 JUSQU'A LA FIN D'AVRIL 1870.

1869. Janvier....	29 cas.	
Février....	37 »	
Mars.........	32 »	
Avril......	27 »	
Mai........	34 »	
Juin.......	41 »	
Juillet.....	27 »	Total pour 1869 : 420.
Août.......	40 »	
Septembre.	34 »	
Octobre....	47 »	
Novembre..	41 »	
Décembre..	31 »	
1870. Janvier....	29 cas.	
Février....	36 »	Total des 4 mois : 152.
Mars........	44 »	
Avril......	43 »	

Dans cette statistique dont l'ensemble donne 572 cas en seize mois, ne sont pas compris les cas que j'ai soignés dans les chambres payantes de l'hôpital du Midi.

Paris, mai 1870.

CHARLES MAURIAC.

ÉTUDE

SUR

LES NÉVRALGIES RÉFLEXES SYMPTOMATIQUES

DE

L'ORCHI-ÉPIDIDYMITE BLENNORRHAGIQUE.

Parmi les nombreuses complications de la blennorrhagie, une des plus communes et des mieux connues paraît être l'orchi-épididymite. Il y a cependant dans son histoire plusieurs points qui sont et qui probablement seront encore longtemps obscurs. Ainsi, se rend-on bien compte de toutes les conditions étiologiques qui président à son développement? A-t-on rigoureusement apprécié son processus organo-pathologique, depuis la congestion initiale jusqu'à la résolution définitive du noyau d'induration, etc.? —Je ne veux point aborder aujourd'hui tous ces problèmes. J'ai l'intention d'analyser et de décrire les phénomènes névralgiques que fait naître, dans une sphère plus ou moins étendue du système nerveux, le testicule enflammé.

Cet organe, en effet, comme beaucoup d'autres, et peut-être plus que beaucoup d'autres, peut devenir, lorsque sa structure est compromise, le centre d'irradiations douloureuses plus ou moins éloignées de leur point de départ. Ces irradiations douloureuses, qui ne présentent rien de fixe dans leur siége, leur intensité, leur marche et les circonstances secondaires de leur symptomatologie, ont une origine indiscutable, le testicule malade; et un caractère commun, la forme névralgique de la douleur. De plus, elles appartiennent à la catégorie des phénomènes que produit la sensibilité sympathiquement excitée; elles sont réflexes. J'espère démontrer que ce mot réflexe, dont on a tant abusé, trouve ici son application la plus rigoureuse.

J'ai divisé cette étude en deux parties : la première est consacrée à l'exposition des faits; la seconde, aux généralités, à la pathogénie et à l'historique.

PREMIÈRE PARTIE.

EXPOSITION DES FAITS.

I

Pour donner, dès le début de ce travail, une idée des douleurs névralgiques dont je m'occupe, je vais citer un des cas où elles ont été remarquables par leur intensité et leur persistance.

PREMIÈRE BLENNORRHAGIE SANS COMPLICATION. — SIX MOIS APRÈS, DEUXIÈME BLEN-NORRHAGIE AIGUE COMPLIQUÉE, DU DIX-HUITIÈME AU VINGTIÈME JOUR, D'UNE ÉPIDIDYMITE ET FUNICULITE DU CÔTÉ GAUCHE. — HUIT OU DIX JOURS APRÈS LE DÉBUT DE L'ÉPIDIDYMITE, PREMIÈRE ATTAQUE DE DOULEURS NÉVRALGIQUES, SIÉ-GEANT DU MÊME CÔTÉ, A L'HYPOGASTRE, DANS LA FESSE ET LA RÉGION CRURALE POSTÉRIEURE. GUÉRISON. — RETOUR DE LA BLENNORRHAGIE ET DE L'INFLAMMA-TION TESTICULAIRE; DEUXIÈME ATTAQUE DE DOULEURS NÉVRALGIQUES BILATÉ-RALES OU EN CEINTURE, SITUÉES AU-DESSOUS DE L'OMBILIC, AVEC IRRADIATIONS DANS LES DEUX TESTICULES. — ANÉMIE. — VARICOCÈLE GAUCHE.

Obs. I. — Le 6 février 1869, je reçus dans mon service, à l'hôpital du Midi, salle 6, lit 33, M. H..., âgé de 18 ans, pianiste. Ce jeune homme, d'une constitution un peu scrofuleuse, est extrêmement anémique, quoi-qu'on ne perçoive aucun bruit de souffle au cœur ni dans les vais-seaux du cou. Il n'a jamais eu de rhumatisme et ne présente d'autre antécédent vénérien qu'une première blennorrhagie, sans aucune com-plication, guérie depuis six mois.

Il en a contracté une seconde il y a environ quatre semaines. Elle est devenue très-douloureuse, à la suite d'excès, et n'a pas tardé à se compliquer brusquement d'une épididymite gauche, accompagnée d'une fièvre assez vive pendant les premiers jours. (Cataplasmes, ponctions de la vaginale, bains).

Le 13 février, huit ou dix jours après le début de l'épididymite, le malade fut pris tout à coup et sans cause appréciable de douleurs partant de l'hypogastre, se dirigeant de là vers la fesse gauche, puis descendant vers la partie postérieure de la cuisse du même côté, jusqu'à son tiers inférieur. Ces douleurs irradiantes, bien distinctes de la douleur locale produite par l'inflammation du testicule, survenaient sous forme d'accès et consistaient en élancements aigus, exaspérant, à des intervalles rapprochés, la sensation douloureuse continue qui persistait pendant toute la durée de l'accès, c'est-à-dire pendant cinq ou six heures. Ces crises névralgiformes étaient irrégulièrement périodiques; elles empêchaient le sommeil et forçaient le malade à se lever pour chercher du soulagement dans différentes attitudes. La pression calmait la douleur. Il n'existait pas de points douloureux circonscrits sur le trajet des nerfs affectés.

L'épididymite ne présentait rien qui pût expliquer le développement tardif de ces douleurs insolites. Le testicule n'était pas enflammé; il existait un peu de vaginalite et un léger gonflement du cordon. Ces diverses lésions suivirent une marche régulière; et quand le malade sortit, le 23 février, il ne restait qu'une induration peu volumineuse de l'épididyme. L'écoulement s'était arrêté sous l'inflence de l'opiat.

Mais les mêmes accès de douleurs névralgiformes continuèrent pendant la phase de résolution, et persistèrent jusqu'au 20 février, en diminuant toutefois de fréquence.

— Huit jours environ après sa sortie de l'hôpital du Midi, M. H..., qui se croyait complétement guéri, vit une femme. L'écoulement reparut, et, au bout de deux jours, le testicule gauche, qui était indolent, redevint douloureux et un peu tuméfié. Presque en même temps se réveillèrent les crises névralgiformes qui, au lieu de siéger comme lors de la première attaque, dans la fesse et la cuisse gauches, occupèrent cette fois presque exclusivement la paroi abdominale antérieure. Ces douleurs étaient bilatérales, c'est-à-dire en ceinture, et présentaient la même intensité à droite qu'à gauche. Elles revenaient sous forme de torsion, empêchaient la station debout et forçaient le malade à s'incliner en avant. Leur foyer principal était situé un peu au-dessous de l'ombilic. De là elles descendaient tantôt dans un testicule et tantôt dans l'autre, en passant par les aines. Ces deux organes, dans lesquels le malade sentait alors, disait-il, que la chaude-pisse tombait, devenaient très-sensibles à la pression. La crise, qui se reproduisait à des heures irrégulières, tous les jours, puis tous les deux jours, durait environ une demi-heure. Quand elle était très-violente, elle provoquait des sueurs froides et une tendance à la lipothymie, sans nausées ni vomissements.

Le malade affirme, mais je n'ai pas pu contrôler l'exactitude de son assertion, que, pendant ces attaques de douleurs névralgiques, l'écoulement diminuait considérablement, que les deux testicules, même le droit qui n'avait jamais été enflammé, se tuméfiaient un peu, et qu'une forte pression exercée sur ces organes au moyen d'un suspensoir garni de ouate diminuait beaucoup la douleur et le gonflement.

Cet état de choses a persisté avec des alternatives de mieux et de plus mal pendant le mois de mars. La dernière fois que j'ai vu le malade, dans mon cabinet, le 24 avril, il y avait trois semaines environ que les douleurs avaient complétement cessé. Le testicule droit était un peu volumineux, mais sans altération apparente de structure. Le testicule gauche avait toujours son épididyme et son cordon indurés, mais indolents et avec un peu de varicocèle. Il existait encore un écoulement séro-muqueux peu abondant. La peau et les muqueuses étaient extrêmement pâles; le cœur et les vaisseaux continuaient à être silencieux. Depuis quelques jours le malade voyait des femmes. Le coït n'a eu aucun retentissement fâcheux sur les testicules; les douleurs ne sont pas revenues; mais le suspensoir est indispensable.

Il me paraît difficile de refuser le caractère névralgique aux douleurs sourdes et lancinantes, continues et paroxystiques, survenues, chez ce malade, sous forme d'attaque à deux reprises différentes. Elles ne ressemblent point en effet à la douleur inflammatoire et cuisante qui siége dans le testicule enflammé. Loin d'être excitées et exaspérées par le toucher comme cette dernière, elles sont au contraire calmées par la pression et se produisent spontanément. Elles changent de place et, dans leur mobilité, occupent successivement ou simultanément, non-seulement diverses portions du même nerf, mais encore une ou plusieurs branches nerveuses appartenant au même plexus ou à des plexus différents.

Quoique leur cause initiale et matérielle soit une inflammation de l'épididyme et du cordon, elles ne présentent pas dans leur marche la régularité du processus organique qui leur a donné naissance. Il semble qu'elles doivent à une sorte d'autonomie qu'elles acquièrent malgré leur subordination primitive à une lésion fixe, le privilége de se manifester d'après le mode qui leur est propre, c'est-à-dire avec une irrégularité d'allure qui déjoue toutes les prévisions. Je me rappelle très-bien que, dans le cas dont il s'agit, je fus très-surpris par l'apparition de ces douleurs. Rien dans l'état local ne pouvait les faire pressentir. Il y avait huit ou dix jours que l'épididymite était survenue; la turgescence inflammatoire du début avait diminué; grâce aux ponctions, la douleur si vive que produit parfois la vaginalite n'existait plus; on avait donc tout lieu de croire que la résolution déjà commencée s'achèverait sans présenter aucune circonstance pathologique digne d'être notée. Eh bien, c'est au moment où les produits exsudés se résorbaient ou s'organisaient que cette complication est survenue. On verra plus tard que ce n'est pas le seul cas où les choses se soient ainsi passées.

Ceux qui seraient tentés de contester le caractère névralgique aux douleurs en question, pourraient objecter peut-être que la pression n'a pas fait découvrir sur le trajet des nerfs atteints ces foyers circonscrits d'irradiation douloureuse, sur lesquels Valleix insistait tant, qu'il en faisait presque un signe pathognomonique de la névralgie. Je dois avouer que je n'ai pu les trouver que très-rarement. Mais ma conviction n'en est pas ébranlée pour cela, car je pense, avec d'autres pathologistes, qu'il y a dans la manière de voir de Valleix beaucoup d'exagération. N'observe-t-on pas, en effet, un grand nombre de névralgies accidentelles ou d'origine diathésique et constitutionnelle qui ne présentent, pendant toute leur durée, aucun de ces points douloureux auxquels il y a quelques années on attachait tant d'importance ? — La question des névralgies, comme du reste toutes celles qui ont pour objet les désordres nerveux dont la cause matérielle nous échappe, est encore fort obscure. L'anatomie pathologique trouve trop peu d'occasions de l'éclairer.

Si je m'en rapportais aux recherches que j'ai faites jusqu'ici sur les phénomènes douloureux qui se rattachent à un état morbide de la sensibilité réflexe, je serais tenté de croire que, dans l'immense majorité des cas, la douleur provoquée par la pression fait défaut. Ainsi, j'ai observé fréquemment des névralgies réflexes lombo-abdomino-crurales et sciatiques tout à fait semblables à celles que j'étudie actuellement, et produites par une cause analogue, puisqu'elles étaient symptomatiques d'une congestion ou d'une inflammation bien manifestes de l'ovaire. Eh bien, j'ai inutilement tenté ce mode d'exploration sur le trajet des nerfs affectés. Il en a été de même dans les névralgies temporo-frontales symptomatiques de l'iritis syphilitique, dont j'ai déjà observé un grand nombre de cas dans mes salles. Mais on ne saurait être trop réservé quand il s'agit d'apprécier les phénomènes si capricieux de la sensibilité morbide, qu'elle soit directe ou sympathique, et il serait téméraire d'ériger en lois des vues qui trop souvent ne sont que des hypothèses.

Je reprends donc l'analyse du fait précédent. Lors de la première attaque, la névralgie occupa deux nerfs qui paraissaient être : 1° le nerf abdomino-génital supérieur, première branche collatérale du plexus lombaire ; 2° le nerf fessier inférieur ou petit sciatique, troisième branche collatérale postérieure du plexus sacré. C'est dans le rameau abdominal de l'abdomino-génital supérieur qu'elle était localisée. Ce rameau se distribue en effet à toute la région hypogastrique par ses divisions terminales, qui sont le cutané perforant et le musculo-cutané. Comme la douleur occupait toute la région fessière et se prolongeait jusqu'au tiers inférieur de la cuisse, il est rationnel d'admettre qu'elle suivait les branches collatérales et terminales du petit sciatique. Mais peut-être les rameaux fessier et fémoral du nerf fémoro-cutané, troisième branche collatérale du plexus lombaire, étaient-ils aussi compris dans le cercle de l'irradiation douloureuse.

Le fait suivant fournit l'exemple d'une distribution tout à fait semblable de la douleur.

BLENNORRHAGIE AIGUE COMPLIQUÉE, AU VINGTIÈME JOUR, D'UNE ÉPIDIDYMITE GAUCHE ; SUPPRESSION DE L'ÉCOULEMENT DÈS LE DÉBUT DE L'ÉPIDIDYMITE. — DOULEURS NÉVRALGIQUES DANS L'AINE, LES LOMBES, LA FESSE ET LA RÉGION POSTÉRIEURE DE LA CUISSE, DU CÔTÉ GAUCHE ; PERSISTANCE DES DOULEURS PENDANT VINGT-TROIS JOURS. RETOUR DE L'ÉCOULEMENT ; GUÉRISON.

OBS. II. — Le 27 février 1869, est entré dans mon service, salle 6, n° 7, à l'hôpital du Midi, le nommé Edmond C..., tourneur en cuivre, âgé de 19 ans. Le malade n'est pas rhumatisant et n'a jamais eu aucune maladie vénérienne. Vers le 12 janvier, il eut commerce avec une femme suspecte rencontrée au bal Favier ; huit jours après il était atteint d'une blennorrhagie aiguë, bien franche qui, après avoir suivi une marche très-régulière, se compliqua, un mois juste à partir de son début, c'est-à-dire le 20 février, d'une épididymite du côté gauche, survenue brusquement. Le flux blennorrhagique se supprima presque complétement aussitôt après l'apparition de l'épididymite. Le 27 février, septième jour de la complication, l'épididyme était encore très-volumineux, dur et fort douloureux ; il n'existait ni engorgement du cordon ni vaginalite. Le malade se plaignait surtout de douleurs qui s'étaient manifestées dès le début de l'épididymite, et avaient persisté depuis avec les mêmes caractères et la même intensité. Ces douleurs partaient du pli de l'aine gauche comme d'un centre ; de là elles irradiaient vers les lombes, au niveau de l'extrémité supérieure de l'articulation sacro-iliaque ; et enfin, de ce point, elles descendaient à travers la fesse, le long de la partie postérieure de la cuisse, jusqu'au creux poplité. Ces douleurs étaient continues, sans exaspération spontanée bien notable. La pression sur le trajet des nerfs et la marche ne les aggravaient pas.

Au seizième jour de l'épididymite (8 mars), l'écoulement blennorrhagique reparut. Opiat. Au vingt-troisième jour (15 mars), les douleurs névralgiques persistaient encore, quoique très-diminuées ; l'induration de l'épididymite était indolente. L'écoulement avait disparu. Le malade sort de l'hôpital.

Ici l'un des foyers douloureux est situé dans le pli de l'aine, et comme le cordon n'avait pas été envahi par l'inflammation, il y a tout lieu de croire que la douleur névralgique siégeait soit dans le rameau génital, branche terminale du nerf abdomino-génital supérieur, soit dans le nerf abdomino-génital inférieur, deuxième branche collaté-rale du plexus lombaire. J'exclus du cercle d'irradiation doulou-reuse les branches fémoro-cutanée et fémoro-génitale, troisième et quatrième branches collatérales du flexus lombaire, bien qu'elles envoient des filets dans le canal inguinal, parce que, si elles avaient été atteintes, la douleur se serait probablement propagée par leurs rameaux fémoraux, vers la partie antérieure de la cuisse, comme je l'ai observé dans d'autres cas. Les douleurs fessière et crurale pos-térieures étaient les mêmes que dans l'observation I et suivaient la distribution du petit sciatique. Mais il y avait un foyer lombaire si-tué au-desssus de l'articulation sacro-iliaque gauche. Je signale ce foyer douloureux comme un de ceux que l'on observe le plus sou-vent. Cette douleur occupe quelquefois toute l'articulation sacro-iliaque ; les mouvements du tronc, la marche, la pression au niveau de l'article y déterminent une exaspération telle qu'on serait tenté de croire qu'il existe une inflammation de la synoviale. En voici un exemple :

BLENNORRHAGIE AIGUE DATANT DE DEUX MOIS. SUPPRESSION DE L'ÉCOULEMENT PAR LE COPAHU, SUIVIE, AU SOIXANTE-CINQUIÈME JOUR DE LA BLENNORRHAGIE, D'UNE ÉPIDIDYMITE DU CÔTÉ DROIT. — DOUZE JOURS APRÈS LE DÉBUT DE L'É-PIDIDYMITE, APPARITION D'UNE ARTHRALGIE SACRO-ILIAQUE GAUCHE ET D'UNE ARTHRALGIE SACRO-ILIAQUE DROITE ; IRRADIATION DE CETTE DERNIÈRE DANS LA CUISSE CORRESPONDANTE.

Obs. III. — B..., Jean, âgé de 29 ans, menuisier, est entré le 13 jan-vier 1869, dans mon service, à l'hôpital du Midi, salle 6, lit 24. Il n'a jamais eu de rhumatisme et ne présente aucun antécédent vénérien.

Vers le 13 novembre 1868, c'est-à-dire il y a environ deux mois, il fût pris, quatre jours après un coït suspect, d'une blennorrhagie très-aiguë avec douleur vive en urinant et pendant les érections. Quand je l'examinai pour la première fois, le 14 janvier, les symptômes aigus existaient encore, et il avait un écoulement purulent verdâtre, abondant. Je lui fis prendre 15 capsules de copahu qui, au bout de quatre jours, arrêtèrent presque complétement le flux blennorrhagique. Mais il survint alors brusquement une épididymite du côté droit (15 sangsues, cataplasmes. Cessation des capsules).

Le 24 janvier, environ sept jours après le début de l'orchite, l'écoulement reparut; l'épididymite venait d'entrer en voie de résolution.

Le 29 janvier, douze jours après le début de l'épididymite, le malade se plaignit pour la première fois d'une douleur siégeant au niveau de l'articulation sacro-iliaque *gauche*. Cette douleur était augmentée par la pression, par la flexion du tronc et par la marche. Il existait aussi une douleur un peu moins vive au niveau de l'articulation sacro-iliaque droite, c'est-à-dire du côté correspondant à l'épididymite; cette douleur se propageait dans la fesse et dans la région postérieure de la cuisse, en suivant le trajet du petit sciatique. La peau ne présentait aucun changement de couleur au niveau des deux articulations douloureuses. Toutes les autres articulations étaient indolentes et intactes.

Le 1er février, quinzième jour de l'épididymite, la douleur avait disparu dans l'articulation sacro-iliaque gauche; elle persistait à droite.

Le 8 février, le malade, à peu près guéri de sa blennorrhagie et de son épididymite, sortit, n'ayant plus que des douleurs sacro-iliaques très-légères à droite.

En voyant des douleurs sacro-lombaires exactement limitées aux deux symphyses sacro-iliaques, il était naturel de songer aux manifestations articulaires de cet état rhumatismal que la blennorhagie fait naître chez certains individus malheureusement prédisposés; d'autant plus que ces douleurs, comme celles qui sont symptomatiques d'une inflammation ou d'une hydrophlegmasie de la synoviale et des tissus péri-articulaires, étaient exaspérées par la pression et par les mouvements. Mais cette hypothèse était inadmissible. En effet, l'arthropathie ne survint qu'après l'apparition de l'épididymite ; elle coïncidait avec une névralgie réflexe occupant le petit sciatique du même côté, et il n'existait aucun phénomène semblable dans d'autres jointures, ni aucun indice d'un état constitutionnel rhumatismal quelconque. C'était donc visiblement un phénomène local, qui dépendait d'une complication blennorrhagique, c'est-à-dire de l'épididymite.

II

Je veux m'occuper maintenant d'une circonstance remarquable qui s'est présentée dans les observations I et III. On se rappelle que dans l'observation I le malade fut pris, lors de sa seconde attaque, de douleurs en ceinture occupant les deux côtés des parois abdominales ; cependant un seul testicule, celui du côté gauche, était enflammé. La même particularité, c'est-à-dire le caractère bilatéral du phénomène réflexe, s'est montrée dans l'observation III. La douleur lombo-sacrée gauche était même plus vive que la droite, bien que l'épididymite fût située à droite.

Que faut-il en conclure? C'est que l'impression morbide partie du testicule aboutit, avant de se réfléchir, au centre nerveux lombo-génital de la moelle épinière. Comment s'expliquerait-on, s'il n'en était pas ainsi, ces irradiations douloureuses qui parcourent les branches des plexus lombaire et sacré du côté opposé? On ne pourrait pas invoquer ici les anastomoses, ou, pour parler plus exactement, les juxtapositions nerveuses, comme dans le cas où les douleurs sont unilatérales. Il faut évidemment que l'inflammation testiculaire qui donne le branle à ces perturbations de la sensibilité suscite, au sein des cellules nerveuses des deux moitiés de la moelle épinière, des impressions morbides aptes à se répercuter également des deux côtés du corps. On pressent qu'il y a là des questions de physiologie pathologique fort obscures. J'y reviendrai plus tard.

La chose essentielle pour le moment, c'est d'exposer les faits sans se préoccuper des théories. Ces névralgies réflexes bilatérales provoquées par une cause unilatérale ne sont pas communes. Habituellement les douleurs irradiantes ne siégent que dans le côté qui correspond à l'organe malade. Voici cependant un troisième exemple de névralgie réflexe bilatérale :

BLENNORRHAGIE AIGUE. SUPPRESSION DE L'ÉCOULEMENT. — ÉPIDIDYMITE GAUCHE SURVENUE LE TREIZIÈME JOUR. — DOULEURS DANS LA FESSE ET LA PARTIE POSTÉRIEURE DE LA CUISSE GAUCHE ; DOULEURS EN CEINTURE BILATÉRALES ET HYPOGASTRIQUES SURVENUES DÈS LE DÉBUT DE L'ÉPIDIDYMITE ; ACCÈS NOCTURNES. RETOUR DE L'ÉCOULEMENT ; SA SUPPRESSION PAR L'OPIAT. — RETOUR DES ACCÈS NÉVRALGIQUES LE VINGT-DEUXIÈME JOUR DE L'ÉPIDIDYMITE.

OBS. IV. — Auguste P..., âgé de 28 ans, charron, entre, le 23 janvier 1869, dans mon service, à l'hôpital du Midi, salle 6, n° 18. Ce malade n'a jamais eu d'affection vénérienne, et ne présente aucun antécédant rhumatismal personnel ou héréditaire.

Trois jours après un coït suspect, il fut pris, vers le 8 janvier, d'une blennorrhagie aiguë franche ; il essaya de la couper à plusieurs reprises, mais vainement.

Au treizième jour de cette blennorrhagie, le 21 janvier, l'écoulement ayant diminué spontanément, une épididymite se manifesta brusquement du côté gauche. Quand je l'examinai pour la première fois, le 24 janvier, le flux blennorrhagique était muqueux et très-peu abondant ; il existait un épanchement assez considérable dans la tunique vaginale ; l'épididyme volumineux était très-sensible à la pression. Mais le malade se plaignait surtout de douleurs dans la fesse et de douleurs en ceinture qui le faisaient beaucoup souffrir. Ces douleurs, 1° occupaient la fesse gauche, et descendaient vers la partie postérieure de la cuisse, en suivant le trajet du petit sciatique ; 2° irradiaient vers l'hypogastre, des deux côtés, en suivant la direction du rameau adbominal, division terminale du nerf abdomino-génital supérieur.

Ces douleurs irradiantes, survenues presque en même temps que l'épididymite, consistaient en un sentiment très-pénible de constriction au-dessus des hanches. Elles se manifestaient principalement la nuit, et empêchaient le sommeil. Pendant les trois premières nuits, elles n'avaient pas cessé. Elles étaient continues, mais avec des exacerbations irrégulièrement intermittentes. La pression ne les augmentait pas. Il n'existait aucun vestige de rhumatisme blennorrhagique du côté des articulations, des gaînes tendineuses et des muscles. — Dans la quatrième nuit (à partir du début de l'épididymite), l'accès névralgique fut moins long que dans les nuits précédentes ; sa durée varia d'une demi-heure à une heure, mais il se reproduisit trois ou quatre fois. Les trois nuits suivantes, il ne se montra qu'une fois, et puis il diminua peu à peu d'intensité et de durée.

L'épididymite, qui était très-sensible et sans complication de funiculite, entra franchement en résolution.

Le 8 février, dix-huitième jour de l'épididymite, l'écoulement reparut. Le 12 février (vingt-deuxième jour), l'opiat que j'administrai le supprima presque complétement ; mais, chose singulière, les douleurs réflexes revinrent alors sous la première forme, et presque avec la même intensité qu'au début de l'épididymite. Pendant la marche, le malade éprouvait des irradiations douloureuses dans les nerfs primitivement affectés, et il les comparait à de véritables décharges électriques. Cette récidive de la névralgie ne dura que deux jours. Le 15 février, le malade sortit à peu près guéri. Depuis, j'ai eu occasion de le voir plusieurs fois à la consultation ; il conservait un reste d'écoulement, mais les douleurs n'étaient pas revenues.

Il existe entre cette observation et la première de grandes analogies, sous le rapport des douleurs, car dans les deux cas, 1° elles suivaient le trajet du petit nerf sciatique correspondant au côté affecté ; 2° elles formaient autour de l'abdomen une ceinture située des deux côtés au-dessus des hanches et au-dessous de l'ombilic ; 3° elles constituaient des attaques qui se sont reproduites à deux reprises différentes, après avoir à peu près complétement cessé. Mais dans l'observation IV la récidive de la névralgie a été de très-courte durée, tandis que, dans l'observation I, elle s'est prolongée pendant près d'un mois. De plus, elle a produit du côté des deux testicules des phénomènes congestifs secondaires, semblables à ceux qu'on observe dans beaucoup de névralgies directes et en particulier dans le *testicule irritable* si bien décrit par Astley Cooper, et dont nous dirons quelques mots plus loin.

La récidive des douleurs réflexes survenue dans l'observation IV au vingt-deuxième jour de l'épididymite a coïncidé avec la suppression de l'écoulement produite par l'opiat. Je dis coïncidé; car je ne vois entre ces deux phénomènes aucun rapport de causalité; et la circonstance que je signale est, sans aucun doute, un simple résultat du hasard. Dans aucun des cas qu'il m'a été donné d'observer, je n'ai pu saisir une relation bien évidente entre la blennorrhagie et les névralgies réflexes.

On voit dans cette observation IV, que l'écoulement blennorrhagique s'est supprimé spontanément au moment précis ou l'épididymite s'est déclarée, et puis qu'il est revenu, spontanément aussi, lorsque la résolution de l'épididymite a commencé. Cette espèce de balancement entre la sécrétion morbide du canal de l'urèthre et la détermination congestive ou inflammatoire qui s'effectue sur le testicle et ses annexes, est un fait saisissant et d'observation journalière. Je l'ai constaté si souvent depuis que j'ai un service à l'hôpital du Midi, que je suis étonné de le voir nié ou contesté par plusieurs auteurs. Ceux qui l'admettent, expliquent la suppression de l'écoulement par la révulsion qu'opère sur l'urèthre spécifiquement enflammé, le travail congestif ou inflammatoire dont le testicule et ses annexes deviennent le siége. Cette explication est très-rationnelle; mais elle ne s'applique peut-être pas à tous les cas. Comment rendrait-elle compte en effet des cas où la suppression de l'écoulement, spontanée ou provoquée par l'usage des antiblennorrhagiques, a précédé l'orchite? J'en ai vu des exemples. Aussi ne suis-je pas bien édifié sur la question de savoir si la suppression du flux blennorrhagique est une des causes, ou simplement une conséquence de l'inflammation testiculaire. Quoique la blennorrhagie soit peut-être la plus commune

de toutes les maladies, on est encore loin de la bien connaître. Peut-
on calculer sa marche et sa durée, prévoir ses complications? Est-on
fixé sur ses variétés, ses espèces? Sait-on la dose de spécificité que
contient chaque écoulement? On se perd en conjectures quand il
s'agit d'interpréter les phénomènes constitutionnels si curieux qu'elle
tient sous sa dépendance. Toutes ses manifestations locales ou générales ont été rigoureusement décrites, j'en conviens; mais la loi
physio-pathologique qui les relie à leur point de départ commun n'a
pas été découverte. L'énigme se formule plus nettement à mesure
qu'on étudie cette singulière affection; elle ne se laisse pas encore
deviner.

III

Revenons à nos névralgies réflexes.

BLENNORRHAGIE AIGUE ; SUPPRESSION DE L'ÉCOULEMENT. — ÉPIDIDYMITE DROITE
AVEC FUNICULITE AU QUARANTIÈME OU CINQUANTIÈME JOUR DE LA BLENNORRHAGIE ;
RETOUR DE L'ÉCOULEMENT. — AU TRENTE-SIXIÈME JOUR DE L'ÉPIDIDYMITE, AP-
PARITION D'UNE NÉVRALGIE RÉFLEXE LOMBO-CRURALE DU CÔTÉ DROIT ; CLAUDICA-
TION. — AU QUARANTE-TROISIÈME JOUR, LES IRRADIATIONS DOULOUREUSES SE PRO-
LONGENT JUSQU'AU SCAPULUM ET JUSQU'AU PIED. — AU CINQUANTIÈME JOUR DE
L'ÉPIDIDYMITE, GUÉRISON DE L'ÉCOULEMEMT ; DISPARITION COMPLÈTE DU NOYAU
D'INDURATION. — PERSISTANCE DES DOULEURS NÉVRALGIQUES.

Obs. V. — M. P... (B. J.), âgé de 25 ans, fondeur en caractères, entre
dans mon service, salle 6, lit 20, le 27 février 1869. Du quarantième
au cinquantième jour environ d'une blennorrhagie aiguë, contractée
au commencement de janvier, ce malade vit diminuer et disparaître
presque entièrement, et sans cause appréciable, son écoulement.
Aussitôt après, une épididymite se déclara dans le testicule du côté
droit.

Quand je vis le malade, cinq ou six jours après le début de cette
complication, je trouvai l'épididyme volumineux, dur et douloureux;
il n'y avait pas de liquide dans la tunique vaginale; le cordon était engorgé. (Bains, cataplasmes.) Il existait de la dyspepsie et de l'anémie.
(Sirop d'iodure de fer.)

Le 12 mars (dix-neuvième jour à partir du début de l'épididymite), la turgescence inflammatoire avait beaucoup diminué et l'écoulement était revenu. (Capsules de santal.) Le 29 mars (trente-sixième jour), l'épididyme induré redevint douloureux; l'écoulement persistait. Vers cette époque, mais je ne puis dire si c'est avant ou après le retour de la douleur dans l'épididyme, il survint, surtout pendant la nuit, des douleurs irradiantes. Elles avaient leur point de départ au niveau du rein droit en arrière; de là elles se dirigeaient en avant et en bas, contournaient la crête iliaque et descendaient le long de la partie interne et antérieure de la cuisse jusqu'au genou. Ces irradiations douloureuses avaient le caractère névralgique, c'est-à-dire qu'elles consistaient en une sensation douloureuse continue entrecoupée d'élancements. Elles étaient exaspérées par la marche, mais non par la pression, elles étaient assez violentes pour produire un peu de claudication. Elles se manifestaient sous forme d'accès irréguliers peu accusés. La peau ne présentait rien d'anormal au niveau des parties douloureuses; les gaînes tendineuses et les articulations étaient intactes.

Le 5 avril (quarante-troisième jour), les douleurs avaient toujours le même caractère, mais leurs irradiations s'étaient étendues. Elles semblaient alors partir d'un foyer situé au-dessus du pli de l'aine. De là elles prenaient deux directions opposées : 1° remontant vers les hanches, elles se prolongeaient de bas en haut le long de la colonne vertébrale et aboutissaient à l'angle inférieur de l'omoplate; 2° elles se propageaient sur toute la face interne et antérieure de la cuisse et, franchissant le genou qui avait constitué jusqu'alors leur limite inférieure, elles descendaient le long de la jambe jusqu'au pied. Ces irradiations douloureuses consistaient en élancements très-vifs qui redoublaient la nuit de fréquence et d'intensité et causaient de l'insomnie.

Le 12 avril (cinquantième jour à partir du début de l'épididymite), l'opiat avait fait justice de l'écoulement que n'avaient pu arrêter les capsules de santal. La résolution de l'épididymite était complète, c'est-à-dire que l'induration avait totalement disparu. Mais les douleurs névralgiques persistaient encore et avec assez de violence pour causer un peu de claudication. Fatigué de son long séjour à l'hôpital, le malade voulut partir. Je ne l'ai pas revu depuis. Quoique fondeur en caractères, il n'avait jamais eu aucun accident qu'on pût rattacher à l'intoxication saturnine. Il n'existait aucun antécédent rhumatismal ni chez lui ni dans sa famille. Il y a trois ans il avait eu une première blennorrhagie sans aucune complication.

La première chose qui frappe dans cette observation, c'est que les douleurs irradiantes ne se sont manifestées que trente-six jours après le début de l'épididymite, c'est-à-dire longtemps après la disparition de la turgescence inflammatoire aiguë et de la douleur locale si vive qui l'accompagnait. Il semble qu'à cette époque la phase de résolution ait été traversée par une recrudescence de l'inflammation testiculaire. Malheureusement je ne puis savoir ni en quoi consistait exactement cette recrudescence, ni si elle avait précédé ou suivi l'invasion des douleurs. Toujours est-il qu'elle fut de peu d'importance, puisqu'elle n'exigea aucune médication locale et que la résolution reprit son cours naturel.

C'est la première fois que nous voyons la névralgie réflexe occuper la partie antérieure et interne de la cuisse. C'est pourtant une des irradiations qui s'observent le plus communément; mais il est rare que la douleur dépasse le genou et même se prolonge jusqu'à lui. En pareil cas, il y a tout lieu de croire qu'elle siége dans les rameaux fémoraux des nerfs fémoro-cutané et fémoro-génital, troisième et quatrième branches collatérales du plexus lombaire. Mais dans le cas précédent, la névralgie occupait bien évidemment le nerf crural, première branche terminale et la plus importante du plexus lombaire; la preuve, c'est que la douleur, franchissant le genou, se prolongeait jusqu'au pied, en suivant le trajet du nerf saphène interne, quatrième branche terminale du crural, qui s'étend du pli de l'aine à la face inférieure du tarse.

Une autre preuve que le crural était malade, non-seulement dans sa quatrième branche terminale, le saphène interne, mais aussi dans ses trois autres qui sont: 1° la grande branche musculo-cutanée ou nerf musculo-cutané interne; 2° la petite branche musculo-cutanée ou nerf musculo-cutané interne, 3º le nerf du triceps fémoral, c'est que les mouvements exaspéraient la douleur, et qu'à leur tour ils étaient entravés par elle ; si bien qu'il en résultait une gêne dans la marche, qui allait jusqu'à produire un peu de claudication.

Une autre circonstance remarquable dans cette observation, c'est que l'irradation douloureuse, dépassant la sphère de distribution des branches collatérales et terminales des plexus lombaire et sacré, remontait le long de la colonne vertébrale jusqu'à la pointe du scapulum. Ce fait me paraît indiquer, comme les douleurs bilatérales, que l'impression morbide partie du testicule est élaborée et réfléchie, sous forme de douleurs, par la substance grise de la moelle épinière.

Au cinquantième jour de l'épididymite, les douleurs névralgiques persistaient encore, ainsi que la claudication ; et pourtant la résolution de l'épididymite était complète ! N'avais-pas raison de dire plus haut que ces névralgies réflexes s'affranchissaient quelquefois de leur surbordination première à une lésion fixe ?

Voici maintenant un autre cas de névralgie crurale réflexe. Les douleurs, ici, ont irradié aussi loin ; leur violence a été plus grande et leur retentissement sur la contraction des muscles correspondants beaucoup plus prononcée que dans l'observation précédente.

BLENNORRHAGIE AIGUE COMPLIQUÉE, AU BOUT D'UN MOIS, D'UNE ÉPIDIDYMITE TRÈS-VIOLENTE AVEC ENGORGEMENT DU CORDON A DROITE. — DÈS LE DÉBUT DE L'ÉPIDIDYMITE, DOULEURS LOCALES VIVES ; ET, DU MÊME CÔTÉ, DOULEURS IRRADIANTES PAROXYSTIQUES OCCUPANT LA PARTIE ANTÉRIEURE DE LA CUISSE, LE CREUX POPLITÉ, LA MOITIÉ ANTÉRIEURE DE LA JAMBE ET LA FACE DORSALE DU PIED ; CLAUDICATION, CRAMPES ET SOUBRESAUTS DANS LE MEMBRE CORRESPONDANT. — AU ONZIÈME JOUR DE L'ÉPIDIDYMITE, DOULEURS RÉNALES ET PÉRIOMBILICALES UNILATÉRALES DU CÔTÉ DROIT ; GUÉRISON ; ANÉMIE.

OBS. VI.—M. B... (Louis), âgé de 19 ans, peintre en bâtiments, entré le 21 avril 1869 dans mon service à l'hôpital du Midi, salle 6, nº 26, n'a eu jusqu'ici aucune maladie vénérienne. Il ne présente pas trace de diathèse rhumatismale héréditaire ou acquise, et n'a jamais éprouvé de douleurs névralgiques ni d'accidents pouvant se rapporter à l'intoxication saturnine.

Ce malade contracta, vers le milieu du mois de mars, une blennorrhagie très-aiguë qui suivit d'abord une marche parfaitement régulière. Après un court traitement antiphlogistique, on essaya de la couper avec du cubèbe et des injections à l'extrait de saturne, puis pendant quinze jours avec de l'opiat. Mais l'écoulement, qui avait été momentanément supprimé, ne tarda pas à revenir. Les choses en étaient là quand, le 17 avril, c'est-à-dire environ un mois après le début de la blennorrhagie, le malade ressentit pour la première fois, le soir après son travail, quelques douleurs dans l'aine droite. Pendant la nuit suivante, il eût un peu d'insomnie. Le lendemain matin, il existait une épididymite du côté droit. Dès lors il commença à ressentir diverses espèces de douleurs, à savoir : 1° des douleurs spontanées dans le testicule droit; 2° des douleurs dans l'aine; 3° des douleurs irradiantes qui occupaient toute la partie antérieure et interne de la cuisse droite. Ces dernières douleurs étaient continues, sans exaspérations. La pression les augmentait, ainsi que les mouvements du membre correspondant. Il y avait un peu de fièvre, sans nausées ni vomissements, et une claudication assez prononcée que le malade attribuait à la violence des douleurs du membre inférieur.

Cet état se prolongea sans changements jusqu'au 21 avril (troisième jour à partir du début de l'épididymite). Le scrotum était alors très-rouge et œdématié, l'épididyme volumineux et dur, le cordon très-gros et fortement engorgé. Il n'y avait pas de liquide dans la tunique vaginale; les douleurs avaient augmenté plutôt que diminué. Dans l'infundibulum fémorali-vasculaire, on sentait un peu d'empâtement; la peau qui le recouvre était chaude et douloureuse à la pression. Ces phénomènes de congestion furent de courte durée; les douleurs névralgiques de la cuisse se prolongaient le long de la portion jambière du nerf saphène interne jusqu'au pied. Quoique le malade fût très-anémique, ces phénomènes inflammatoires locaux étaient si violents que je prescrivis une application de quinze sangsues sur le trajet du cordon.

Cette émission sanguine locale calma la douleur du testicule, mais ne modifia en rien la névralgie crurale.

Dans la nuit du 27 avril (onzième jour de l'épididymite), le malade, bien que n'ayant pas de fièvre, fut très-agité; les douleurs crurales redoublèrent d'intensité. Elles étaient alors paroxystiques; chaque crise provoquait des crampes très-pénibles dans la profondeur des masses musculaires et des soubresauts de tout le membre, qui se reproduisaient toutes les deux ou trois minutes. En même temps se manifestèrent des élancements dans la région lombaire. Ces élancements, qui avaient leur point de départ au niveau du bord externe du muscle carré des lombes, à 4 centimètres environ au-dessous du rebord des fausses côtes, se dirigeaient horizontalement, d'une part en arrière vers la ligne médiane postérieure, et d'une autre part en avant jusqu'à l'ombilic. Ils se reproduisaient toutes les trois ou quatre minutes. La durée totale de l'accès a été de deux heures. Du côté du membre inférieur, les principaux foyers de douleurs étaient situés vers le milieu de la face antéro-interne de la cuisse, dans le creux poplité, sur la moitié antérieure et externe de la jambe et sur la face dorsale du pied.

Le 30 avril (quatorzième jour de l'épididymite), les douleurs dans le membre inférieur avaient diminué, mais les douleurs lombo-abdominales droites persistaient.

Le 3 mai (dix-septième jour de l'épididymite), les douleurs, sauf celle de l'aine, ne se reproduisaient plus que pendant la marche. L'épididyme était encore volumineux, induré et très-douloureux à la pression.

Quand ce malade sortit de l'hôpital, vers le 20 mai, il n'existait qu'un peu d'induration de l'épididyme; l'engorgement du cordon avait complétement disparu. Peu à peu les douleurs irradiantes avaient diminué de violence et d'étendue. Ce n'est que pendant le jour qu'elles descendaient jusqu'au pied. La santé générale était très-améliorée, mais on entendait à la base du cœur un souffle systolique rude qui se prolongeait vers la clavicule gauche, et un souffle intense continu et musical dans les vaisseaux du cou.

Contrairement à ce qu'on a vu dans l'observation V où les douleurs ne sont survenues qu'au trente-sixième jour de l'épididymite, ici leur apparition a suivi de très-près le développement de l'inflammation testiculaire. Celle-ci était très-violente, au point que la partie supérieure du tissu cellulaire sous-cutané de l'infundibulum de la cuisse était un peu œdématié. L'engorgement du cordon était très-volumineux. Aussi la douleur locale siégeant dans le testicule et dans l'aine, au niveau du cordon, a-t-elle présenté une intensité exceptionnelle et que nous n'avons trouvée jusqu'à présent dans aucune autre observation. Mais ce qui offre surtout de l'intérêt, ce sont les douleurs irradiantes crurales et jambières. Le malade les distinguait très-nettement de la douleur locale. La perturbation de la contractilité musculaire dans le membre correspondant se traduisait par de la claudication et, en outre, par deux phénomènes qui se sont montrés pour la première fois à la suite de ces névralgies réflexes : 1° des crampes douloureuses ; 2° des contractions brusques, fugaces, involontaires qui produisaient des soubresauts toutes les deux ou trois minutes dans le membre inférieur droit.

Dans l'observation VI comme dans l'observation V, la névralgie réflexe n'est pas restée limitée aux branches des plexus lombaire et sacré ; elle a franchi leur point d'origine dans la moelle épinière, et s'est établie, vers le onzième jour de l'épididymite, dans une des dernières paires intercostales dont elle a parcouru les branches postérieures et les branches antérieures. Il y avait donc, outre la névralgie crurale, une névralgie intercostale du même côté.

Une autre particularité à signaler dans cette observation, c'est que la marche de ces névralgies réflexes a suivi bien plus exactement celle de l'inflammation locale que dans les observations précédentes. Elle lui a été subordonnée d'une façon plus directe. Elle en a mieux réfléchi la violence. On eût dit que les branches du crural avaient été envahies par l'inflammation ; car, au début, toutes les régions de la cuisse occupées par les douleurs irradiantes étaient aussi très-sensibles à la pression et même un peu chaudes. La douleur très-vive qui existait dans le creux poplité et à la partie externe de la jambe semblerait indiquer que le nerf grand sciatique était également atteint.

Quoique les phénomènes réflexes n'aient présenté ni la même intensité ni la même durée que dans le cas précédent, l'observation suivante présente de l'intérêt à plus d'un point de vue.

BLENNORRHAGIE TRÈS-AIGUE, COMPLIQUÉE D'UNE ÉPIDIDYMITE DU CÔTÉ DROIT, SURVENUE LE VINGT ET UNIÈME JOUR DE L'ÉCOULEMENT. — DIX-SEPT JOURS APRÈS LE DÉBUT DE L'ÉPIDIDYMITE, APPARITION DE DOULEURS IRRADIANTES HYPOGASTRIQUES, FESSIÈRES ET CRURALES ANTÉRIEURES ; RECRUDESCENCE DE L'INFLAMMATION TESTICULAIRE APRÈS L'INVASION DES DOULEURS RÉFLEXES, QUI NE DURÈRENT QUE DEUX JOURS.

Obs. VII. — M. C. B. L..., étudiant, âgé de 18 ans, était vierge de toute maladie vénérienne, et jouissait d'une parfaite santé lorsqu'il eut commerce, le 3 mars 1869, avec une femme suspecte, qui, paraît-il, n'avait point donné la blennorrhagie à ses amis. Quant à lui, moins privilégié, il lui survint, sept jours après le coït, un écoulement très-copieux, qui ne tarda pas à devenir douloureux. (Traitement antiphlogistique.)

Le 24 mars, je vis le malade pour la première fois ; la blennorrhagie était extrêmement aiguë ; je fis continuer les bains.

Le 30 au matin, après avoir beaucoup marché la veille, le malade ressentit une douleur au niveau du canal inguinal droit ; le testicule du même côté était sensible et un peu tuméfié ; l'écoulement avait notablement diminué.

Le 1er avril, je fus frappé de l'anémie que présentait ce jeune homme, habituellement bien portant ; et, avant qu'il m'eût raconté ce qui précède, je soupçonnai la complication. Je trouvai en effet l'épididyme du côté droit légèrement induré et gros comme une noisette. (Purgatif, cataplasme.) La douleur testiculaire était moins vive que la veille ; l'écoulement était revenu plus abondant que jamais.

Le lendemain, 2 avril, diminution du gonflement et de la douleur. Mais dans la nuit du 3 août, le gonflement revint tout à coup, et prit la proportion d'une épididymite très-violente, accompagnée de funicu-

-lite. Diminution de l'écoulement. (Douze sangsues, ponction de la vaginale, qui était un peu enflammée et dont la cavité contenait quelques gouttes de liquide). Le 14 avril (seizième jour de l'épididymite, quarante-cinquième de la blennorrhagie), la turgescence et la rougeur des tissus avaient considérablement diminué. L'épididymite était en voie de résolution, mais il restait un gros noyau d'induration. L'écoulement était revenu très-abondant, et quelquefois sanguinolent. Anémie très-prononcée. (Huit capsules de santal de 0,60 c. à prendre chaque jour.)

Au bout de dix-huit capsules, l'écoulement s'était tari en grande partie, et la douleur en urinant et pendant les érections avait presque complétement disparu. Mais l'essence avait provoqué un état nauséeux et lipothymique très-pénible. Inappétence, dégoût pour les aliments, pas de diarrhée ni de coliques.

Le 15 avril (dix-septième jour de l'épidymite), dans la soirée, le malade éprouva tout à coup des phénomènes qui lui causèrent une vive inquiétude : il lui survint spontanément, à trois ou quatre travers de doigt au-dessus du canal inguinal droit, une douleur violente, qui consistait en une sensation de pression et de constriction. Cette douleur ne ressemblait en rien à celle qui existait au niveau du cordon lors du début de l'épididymite. Ainsi, la pression ne l'augmentait pas; elle irradiait, d'une part, vers les lombes, un peu au-dessus de l'articulation sacro-lombaire; d'autre part : 1° vers la partie interne de la cuisse jusqu'au genou; 2° dans la masse du grand fessier, jusqu'au pli de la fesse; elle se produisait sous forme de paroxysmes assez violents pour empêcher le sommeil. Elle était accompagnée d'un sentiment de faiblesse dans tout le membre droit; mais il n'existait ni tremblement, ni crampes, ni contracture, ni altération de la sensibilité cutanée.

Le surlendemain, 17 avril, le testicule, assez indolent depuis quelques jours, présenta une légère recrudescence de rougeur, de sensibilité et de gonflement. Ces phénomènes, postérieurs aux douleurs irradiantes, disparurent avec elles au bout de trois ou quatre jours.

Le 24 avril, l'écoulement était à peu près complétement tari (on avait continué l'usage du santal), et l'épididymite était tout à fait et définitivement en voie de résolution. Les douleurs locales et irradiantes avaient disparu.

Dans cette observation, les douleurs irradiantes ont été tardives, quoique l'inflammation de l'épididyme et du cordon eût été très-violente : elles ne se sont montrées que dans la période de résolution. Le fait n'est pas nouveau ; nous l'avons déjà constaté dans quelques cas. Mais ce qui me paraît digne de fixer l'attention, c'est la recrudescence de l'inflammation testiculaire qui se manifesta après l'apparition des douleurs. Ne serait-on pas autorisé à penser que ces douleurs ont été la cause plutôt que l'effet de ce retour à l'état aigu d'un travail pathologique depuis plusieurs jours en voie de régression? Je tiens aussi à signaler : 1° l'anémie survenue très-rapidement, et dont l'apparition a coïncidé avec l'épidymite ; 2° les alternatives d'augmentation et de diminution du flux pendant les premières phases de la complication.

J'ai observé tout récemment d'autres exemples de névralgie réflexe abdomino-crurale.

BLENNORRHAGIE A RÉCIDIVES, COMPLIQUÉE AU BOUT DE CINQ MOIS D'UNE ÉPIDI-
DYMITE GAUCHE, SANS FUNICULITE. — VINGT-QUATRE HEURES APRÈS LE DÉBUT DE
L'ÉPIDIDYMITE, APPARITION DE DOULEURS RÉFEXES ABDOMINO- CRURALES SURVE-
NANT SOUS FORME D'ATTAQUE, D'UNE HEURE A SEPT OU HUIT HEURES DU MATIN ;
CLAUDICATION ; VAGINALITE ; ANÉMIE. — PONCTION DE LA VAGINALE ; AMÉLIO-
RATION RAPIDE.

OBS. VIII. — M. D... (Jules), tourneur en cuivre, âgé de 23 ans, entré dans mon service, salle 8, n° 31, le 9 mai 1869, se porte habituellement bien et ne présente aucun antécédent rhumatismal ni syphilitique. Il y a cinq mois il a contracté pour la première fois une blennorrhagie qu'il n'a jamais pu guérir.

L'écoulement était peu considérable et indolent, lorsque le 10 mai, à la suite de fatigues causées par l'exercice du vélocipède, le testicule gauche devint tout à coup gonflé et douloureux. Le lendemain se manifestèrent des douleurs irradiantes occupant : 1° la région gauche de la paroi abdominale située entre l'ombilic et l'épine iliaque antéro-supérieure; 2° toute la partie antérieure et interne de la cuisse jusqu'au genou. Ces douleurs n'étaient pas exaspérées par la marche. Elles consistaient en élancements survenant sous forme d'attaques. L'attaque débutait assez régulièrement vers une ou deux heures du matin et durait cinq ou six heures. Elle rendait le sommeil impossible.

Le 20 mai (dixième jour de l'épididymite), quand je vis le malade pour la première fois, il n'existait qu'un écoulement insignifiant; le cordon n'était pas engorgé et il y avait peu de rougeur et d'œdème des bourses; mais la vaginale contenait une cuillerée environ de sérosité citrine que je retirai par la ponction. Les parties enflammées étaient très-douloureuses à la pression. L'épididyme dur et nettement séparé du testicule était peu volumineux et en voie de résolution. Néanmoins les douleurs réflexes abdomino-crurales étaient plus violentes que jamais. Elles étaient lancinantes, dilacérantes, paroxystiques, revenaient sous forme d'attaque d'une heure à sept ou huit heures du matin, empêchaient le sommeil et causaient de la claudication. Quand l'attaque avait cessé, il existait de l'engourdissement et de la faiblesse dans le membre inférieur gauche, mais pas de crampes ni de soubresauts. La sensibilité cutanée n'était pas modifiée. Le malade était très-anémique et fort éprouvé par ces douleurs réflexes qui avaient toujours augmenté depuis le début. (Cataplasmes, toniques.)

Le 21 mai, les douleurs réflexes étaient beaucoup moindres. L'attaque matinale ne s'était pas reproduite; la ponction de la vaginale avait été suivie d'un bien-être relatif presque instantané.

Du 21 au 25 mai, les douleurs névralgiques diminuèrent graduellement. Il n'y avait pas d'accès spontané comme précédemment. Toutefois, au quinzième jour de l'épididymite, quoique l'affection locale eût considérablement diminué et que le cordon fût intact, le malade souffrait beaucoup dans la station debout et la marche était rendue très-pénible par une sensation de pesanteur dans le testicule et par les douleurs irradiantes abdomino-crurales qui ne tardaient pas à se reproduire.

L'état général s'améliorait, mais le malade était toujours pâle et très-anémique. On entendait un souffle continu avec redoublement et bruits musicaux dans les vaisseaux du cou.

Il y a deux points à noter dans cette observation. Le premier et le plus important, c'est le retour périodique d'un accès qui se reproduisit assez régulièrement pendant plusieurs jours, d'une heure à sept heures du matin. Il survenait alors bien spontanément. Plus tard, quand les douleurs irradiantes eurent diminué de violence, il fallait l'intervention de la marche pour provoquer un paroxysme. La névralgie crurale disparut en premier lieu; la névralgie lombo-abdominale persistait encore au dix-huitième jour de l'épididymite. Le second point, c'est l'amélioration rapide consécutive à la ponction de la vaginale, amélioration qui, dans ce cas comme dans tous ceux où l'on obtient un bénéfice marqué de cette petite opération, n'est pas en rapport avec la quantité du liquide évacué.

BLENNORRHAGIE AIGUE COMPLIQUÉE, AU CINQUANTIÈME JOUR, D'UNE ÉPIDIDYMITE GAUCHE, SANS FUNICULITE NI VAGINALITE. — AU HUITIÈME JOUR DE L'ÉPIDIDY-MITE, DOULEURS RÉFLEXES LOMBO-ABDOMINO-CRURALES; IRRADIATIONS PRÉ-CORDIALES; NAUSÉES; DOULEURS RÉFLEXES DANS LA FOSSE SOUS-SCAPULAIRE GAUCHE; ENDOLORISSEMENT DE TOUT LE CÔTÉ CORRESPONDANT DU CORPS.

Obs. IX. — M. G... (Jules), homme de peine, âgé de 21 ans, entré le 19 mai 1869 à l'hôpital du Midi, salle 7, n° 6, se porte habituellement bien et n'a jamais eu de rhumatisme. Il y a un an, il a contracté des chancres mous qui n'ont été suivis d'aucun accident constitutionnel.

Depuis le 20 mars, il est atteint d'un blennorrhagie aiguë.

Le 10 mai, cinquantième jour de la blennorrhagie, tout à coup, et sans cause appréciable, il est survenu du côté gauche une épididymite très-douloureuse dès le début. Les douleurs testiculaires sont restées locales pendant les huit premiers jours. Mais le 18 mai (huitième jour de l'épididymite) le malade a été pris dans la nuit de douleurs réflexes ayant pour foyers principaux : en arrière la région lombaire gauche, immédiatement au-dessus de l'articulation sacro-iliaque; en avant la portion de la paroi abdominale située entre l'ombilic et l'épine iliaque antéro-supérieure gauche. Ces douleurs, après avoir contourné la hanche, irradient dans la partie antérieure et interne de la cuisse jusqu'au genou. Il existe aussi une irradiation de bas en haut qui a son maximum d'intensité dans la partie inférieure de la région précordiale, vers les sixième et septième espaces intercostaux, et qui s'accompagne de quelques envies de vomir.

Ces irradiations ne sont pas augmentées par la pression ; elles n'ont produit aucun changement dans l'état de la sensibilité cutanée ; elles consistent en élancements qui surviennent sous forme d'accès irrégulièrement intermittents. La cuisse correspondante est un peu engourdie, et il existe une légère claudication.

Le 20 mai (dixième jour de l'épididymite) je constatai l'état suivant : tuméfaction douloureuse du testicule gauche ; induration volumineuse de l'épididyme ; peu de rougeur et d'œdème des bourses. Pas de funiculite ni de vaginalite. Santé générale satisfaisante. Les douleurs irradiantes persistent avec la même intensité qu'au début.

Le 21 mai, les accès étaient moins fréquents et moins douloureux ; mais le 22 mai, le malade éprouva pour la première fois une douleur obtuse, continue et très-incommode au niveau de la fosse sous-scapulaire gauche. Il existait aussi un endolorissement de tout le côté correspondant du corps, qui semblait commencer à l'épaule et se terminait au genou. Les souffrances locales du testicule avaient considérablement diminué.

Le 25 mai, les douleurs intercostales persistaient encore ; l'auscultation et la percussion ne faisaient percevoir aucun signe de pleurésie sèche ou humide. La pression et les mouvements thoraciques n'exaspéraient que peu ou point la pleurodynie. Quant à la douleur sous-scapulaire, elle était beaucoup moindre ; il n'y avait à son niveau aucun changement matériel appréciable. Il existait depuis quelques jours un très-léger mouvement fébrile suivi d'une éruption d'herpès sur la lèvre inférieure. Etat général et local très-satisfaisant.

C'est la seconde fois que nous voyons la sensibilité réflexe se localiser dans l'épaule du côté malade. Comme il existait en même temps des douleurs qui parcouraient les espaces intercostaux et aboutissaient à la région précordiale, on est autorisé à croire que la scapulalgie n'était pas un phénomène accidentel et un simple effet du hasard. Ce malade est le seul qui ait accusé un endolorissement de la moitié du corps correspondant au testicule malade.

BLENNORRHAGIE AIGUE COMPLIQUÉE D'ÉPIDIDYMITE DROITE, SANS FUNICULITE, AU QUARANTE-DEUXIÈME JOUR. — CINQ JOURS APRÈS LE DÉBUT DE L'ÉPIDIDYMITE, DOULEURS TRÈS-VIOLENTES ABDOMINO-LOMBAIRES SE MANIFESTANT SOUS FORME D'ATTAQUE VESPÉRALE; PAS DE FUNICULITE NI D'ÉPANCHEMENT DANS LA TUNIQUE VAGINALE; IRRADIATIONS FESSIÈRES ET CRURALES ANTÉRIEURES.

Obs. X. — M. Victor M..., âgé de 32 ans, boulanger, est entré dans mon service à l'hôpital du Midi, salle 6, n° 10, le 15 mai 1869. Il est habituellement bien portant et n'a jamais eu ni rhumatismes ni névralgies. En décembre 1867, il a été soigné à l'hôpital du Midi pour des chancres mous avec bubon droit suppuré, non suivis d'accidents constitutionnels.

Au mois d'août 1868, il a contracté une blennorrhagie franchement aiguë qui a présenté plus tard de nombreuses alternatives de mieux et de plus mal. Elle paraissait, dit-il, guérie depuis deux mois quand, vers la fin de mars 1869, s'est manifesté un nouvel écoulement très-douloureux et sanguinolent.

Quarante-deux jours environ (12 mai) après l'apparition de ce flux blennorrhagique, survint tout à coup et sans cause appréciable une épididymite du côté droit. Les douleurs locales, très-vives dès le début, s'étaient un peu calmées lorsque, au cinquième jour de la complication, le malade fut pris d'une douleur très-violente située à quelques centimètres au-dessus du canal inguinal droit. Cette douleur se portait vers les lombes en contournant la hanche; elle irradiait aussi dans la fesse et la partie supérieure de la cuisse en avant.

Le maximum d'intensité de ces douleurs était à l'hypogastre et dans les lombes. Il y avait constamment, dans ces points, une sensation de gêne et d'engourdissement. Mais le soir, vers quatre heures, il se produisait, sous forme d'élancements, de torsion, de coliques profondes, une véritable attaque névralgique lombo-abdominale qui durait environ cinq heures, mettait le malade dans l'impossibilité de marcher et forçait le tronc à se fléchir en avant. Les douleurs étaient un peu calmées par la pression. Il n'y avait aucune altération de la sensibilité cutanée ni des mouvements.

Quand j'examinai le malade pour la première fois, le 21 mai (neuvième jour de l'épididymite), je constatai un peu de congestion du testicule, une induration volumineuse de l'épididyme avec intégrité du cordon. La vaginale était libre. Il existait très-peu d'œdème des bourses et du scrotum. L'écoulement était insignifiant. Il avait progressivement diminué dès le début de la complication. Les douleurs irradiantes, qui duraient depuis quatre jours, persistaient avec la même intensité et sous forme d'attaque vespérale très-violente. (Cataplasmes laudanisés.)

Les 22 et 23 mai (dixième et onzième jours de l'épididymite) les douleurs crurales hypogastriques furent très-vives, surtout le 23. Elles consistaient toujours en élancements revenant sous forme de crises de dix minutes à un quart d'heure de durée, inégalement réparties dans la journée, au nombre d'une vingtaine, sans attaque vespérale nettement caractérisée. Le cordon était intact et l'épididyme indolent même sous une pression assez forte. Le testicule, un peu congestionné, avait sa souplesse normale. La pression soulageait la douleur qui, dans ses paroxysmes, forçait le tronc à s'incliner en avant.

Les jours suivants, la douleur diminua peu à peu; les accès ne se reproduisirent pas.

Ce malade nous fournit un exemple bien caractérisé de névralgie lombo-abdominale simple, c'est-à-dire sans douleur réflexe dans les autres branches des plexus lombaire et sacré. Je ferai remarquer qu'il n'y a pas eu de funiculite, ce qui n'a pas empêché les douleurs sus-inguinales d'être excessivement violentes. Au summum d'intensité de la complication névralgique, pendant les deux ou trois premiers jours, il s'est produit vers le soir un paroxysme régulier dans son retour. Il m'a semblé que les attaques étaient en général violentes, lorsque leurs accès affectaient une sorte de périodicité régulière.

BLENNORRHAGIE COMPLIQUÉE AU QUARANTE-SIXIÈME JOUR, D'UNE ÉPIDIDYMITE DROITE AVEC FUNICULITE, — DOULEURS LOCALES TRÈS-VIVES, AU DIXIÈME JOUR DE L'ÉPIDIDYMITE ; — AU TREIZIÈME JOUR, FOYER DE LA DOULEUR RÉFLEXE A LA PARTIE MOYENNE ET ANTÉRIEURE DE LA CUISSE DROITE, AVEC IRRADIATION JUSQU'AU COU-DE-PIED ; — RETOUR IRRÉGULIER DES ATTAQUES.

Obs. XI. — M. Désiré J..., 19 ans, coiffeur, entré dans mon service, salle 6, lit 24, le 15 mai, se porte habituellement bien et a une bonne mine. Il n'avait jamais eu aucune maladie vénérienne, lorsque vers le 22 mars, neuf jours après avoir eu commerce avec une cuisinière d'hôtel, il fut pris d'une blennorrhagie, sans flux abondant, mais excessivement douloureuse (trait. antiph.). Au bout d'un mois il s'aperçut de l'existence d'un chancre situé sur la face muqueuse du prépuce.

Le 5 ou le 6 du mois de mai, l'écoulement traité par le copahu et des injections au tannin, avait considérablement diminué, lorsqu'il survint tout à coup une épididymite du coté droit, accompagnée de douleurs testiculaires et inguinales très-vives.

Le 16 mai (dixième jour de la complication), les douleurs inguinales devinrent excessives (17 sangsues le long du cordon ; ponction de la vaginale suivie de la sortie d'un peu de sérosité). Sous l'influence de ce traitement, les douleurs locales diminuèrent rapidement ; mais, le 19 mai (treizième jour de l'épididymite), se manifestèrent inopinément des douleurs situées à la partie antérieure et moyenne de la cuisse droite où elles constituaient un foyer circonscrit très-distinct. Ces douleurs ne sont point exaspérées par la pression ; elles reviennent sous forme de paroxysmes irréguliers et poussent alors des irradiations jusqu'au cou-de-pied en suivant la partie postérieure et externe de la jambe.

Le 20 mai (quatorzième jour de l'épididymite), étant à se promener, le malade fut pris tout à coup d'une attaque de ces douleurs crurales tellement violente que le membre correspondant fléchit et devint incapable de supporter le poids du corps. Cette attaque dura environ un quart d'heure.

En général les accès sont de courte durée et se reproduisent irrégulièrement une vingtaine de fois par jour, mais surtout dans la soirée.

La sensibilité cutanée est intacte ; il n'existe ni crampes ni soubresauts.

Le 21 mai, je constatai que l'épididyme était très-induré, mais peu volumineux. Il existait une funiculite énorme et à peu près indolente. La complication était en voie de résolution. — Écoulement insignifiant, chancre préputial non infectant.

L'anémie était extrême : peau et muqueuses décolorées, souffle bruyant et continu dans les veines; rien d'anormal au cœur. Faiblesse générale, inappétence. — L'anémie avait débuté avec l'épididymite et était par conséquent antérieure à l'application de sangsues.

Le 24 mai, les douleurs réflexes avaient complétement disparu, il restait un peu d'induration de l'épididyme et un léger gonflement du cordon.

Le 31 mai, le malade sort guéri. Les douleurs ne sont pas revenues. Anémie très-prononcée, un peu d'écoulement. Même état du testicule et du cordon.

Ce n'est qu'au treizième jour de l'épididymite que les douleurs réflexes se sont manifestées. Il existait un foyer unique à la partie antérieure et moyenne de la cuisse : ce foyer n'était uni par aucune irradiation douloureuse avec les douleurs locales consécutives de l'engorgement du cordon, et qui avaient leur siége principal dans l'aine. Mais il envoyait inférieurement une irradiation dans la jambe jusqu'au cou-de-pied. Un seul paroxysme a été violent: c'est celui qui, survenant tout à coup le quatorzième jour de l'épididymite, a rendu pendant un quart d'heure la marche impossible. Il est difficile de savoir si cette dernière circonstance tenait à une véritable faiblesse musculaire produite par réflexion, ou simplement à l'exacerbation des douleurs causée par la contraction musculaire.

Le malade suivant, qui m'a été adressé par mon excellent confrère et ami, M. le docteur Géry fils, a présenté au plus haut degré, comme intensité et comme durée, ces phénomènes douloureux réflexes, symptomatiques de l'orchi-épididymite. Je recommande la lecture de cette observation, qui est du reste intéressante à beaucoup d'égards.

PREMIÈRE BLENNORRHAGIE COMPLIQUÉE D'UNE ÉPIDIDYMI-FUNICULITE GAUCHE TRÈS-
AIGUE; QUELQUES JOURS APRÈS LE DÉBUT DE CETTE COMPLICATION, DOULEURS
ABDOMINO-CRURALES EXCESSIVEMENT VIOLENTES, AVEC PAROXYSME VESPÉRAL,
TROIS MOIS DE SÉJOUR AU LIT. — GUÉRISON AU BOUT DE CINQ MOIS. — PERSIS-
TANCE DE L'INDURATION DE L'ÉPIDIDYME; RETOUR IRRÉGULIER DE DOULEURS
TESTICULAIRES ET LOMBO-ABDOMINALES. — DEUXIÈME BLENNORRHAGIE PRÉCÉ-
DÉE D'UNE ATTAQUE NÉVRALGIQUE AVEC GONFLEMENT TESTICULAIRE; — RECRU-
DESCENCE DE L'ÉPIDIDYMITE ET DES NÉVRALGIES RÉFLEXES; PROSTATO-CYSTITE;
— VARICOCÈLE GAUCHE.

Obs. XII. — M. Armand C..., âgé de 22 ans, commissionnaire en mar-
chandises, se porte habituellement bien et ne présente dans ses antécé
dents aucune circonstance ayant quelque rapport avec sa maladie
actuelle. En décembre 1867, il contracta simultanément des chancres
mous qui ne furent point suivis d'accidents constitutionnels et une
blennorrhagie très-aiguë.

Six semaines après le début de cette blennorrhagie, il survint une
orchite du côté gauche, accompagnée de douleurs horribles sur le trajet
du cordon, dans le canal inguinal. MM. Ricord et Calvo firent appliquer cinquante sangsues, qui ne produisirent qu'un soulagement médiocre. Les souffrances locales ne furent réellement améliorées que
lorsqu'on eut retiré, par la ponction, de la tunique vaginale environ un
verre à Bordeaux de sérosité. Outre ces douleurs locales qui tenaient
à l'inflammation du cordon, il en survint d'une autre nature qui, partant des lombes, contournaient en ceinture le côté gauche de l'abdomen,
et se portaient dans la cuisse du même coté, le long de son bord externe
jusqu'à l'union du quart inférieur avec les trois quarts supérieurs. Ces
douleurs réflexes étaient sourdes et continues; puis, à des intervalles
irréguliers, cruellement lancinantes. Il se produisait en général une
attaque très-forte le soir; elle durait environ trois quarts d'heure. La
périodicité était si accusée qu'on eut recours, inutilement il est vrai, à
l'emploi du sulfate de quinine. Le trajet de la douleur le long du bord
externe de la cuisse était très-nettement limité. Quant à l'hypogastral-
gie gauche, elle atteignit un tel degré d'intensité que l'on crut pendant
les premiers jours à la formation d'un abcès dans la fosse iliaque. Mais

comme la paroi abdominale n'était ni distendue ni résistante, qu'en la déprimant par une forte pression, on ne sentait aucune tumeur, et qu'on diminuait la douleur au lieu de l'exaspérer, il fallut renoncer à cette idée.

Ces névralgies réflexes, survenues quelques jours après le début de l'orchite, étaient tellement exaspérées par la marche, qu'elles mettaient le malade dans l'impossibilité de se lever. Il a été forcé de garder trois mois le lit. Le sulfate de quinine, les médications locales calmantes, les diminuèrent peu à peu ; l'évacuation de la vaginale procura un peu de soulagement. Mais elles n'en continuèrent pas moins longtemps après, toujours sourdes et lancinantes, avec un paroxysme vespéral.

Enfin, peu à peu, un mieux progressif se produisit, et, au bout de cinq mois, la blennorrhagie était guérie ; les douleurs étaient devenues insignifiantes ; il ne restait qu'un noyau d'induration peu volumineux dans l'épididyme.

Cependant le malade éprouvait, à des intervalles irréguliers, des attaques de douleurs abdominales et crurales, avec irradiation dans le testicule gauche. Ainsi, en janvier 1869, il souffrit pendant quinze jours de douleurs sourdes dans le testicule et de douleurs irradiantes abdomino-crurales.

Vers le milieu de mars, il fut atteint, sans cause appréciable, d'une rachialgie gauche, poussant une irradiation jusque dans le testicule. Au bout de quinze jours, cet organe présenta un gonflement notable. Il n'existait cependant aucune trace d'écoulement. Mais le malade ayant vu une femme, contracta une deuxième blennorrhagie qui se déclara dix jours après le retour du gonflement testiculaire. Ce gonflement testiculaire ne tarda pas à augmenter sous l'influence du catarrhe uréthral ; il devint plus inflammatoire, plus douloureux.

Pendant tout le mois d'avril l'orchite chronique resta à peu près stationnaire et ne présenta aucune circonstance remarquable. Mais, le 2 mai (24 jours environ après le début de la blennorrhagie), les douleurs réflexes lombo-abdomino-crurales se réveillèrent avec une grande intensité et avec les mêmes caractères que la première fois ; ainsi, il avait chaque jour cinq ou six crises d'élancements très-vifs, de dix minutes à un quart d'heure de durée, et le soir, de sept heures à minuit, un grand paroxysme. Le malade fut obligé de garder le lit pendant deux jours.

Aujourd'hui, 20 mai, il y a dix-huit jours que ces névralgies réflexes gauches se sont reproduites ; elles présentent des alternatives de mieux et de plus mal, à peu près tous les deux jours. Quand les crises d'élancements surviennent, la marche est brusquement arrêtée et ne peut se continuer qu'en boîtant, et le malade est obligé de se courber en avant. La douleur crurale suit exactement le bord antérieur du muscle du fascia lata et de cette aponévrose. Elle n'est pas augmentée, non plus que les douleurs lombaire et hypogastrique, par la pression. La sensibilité cutanée n'est pas modifiée.

Il existe une inflammation uréthrale avec flux purulent peu copieux. L'épididyme gauche est volumineux et induré, le testicule un peu congestionné. Il y a peu d'œdème et de rougeur des bourses. La vaginale contient du liquide ; j'en retire environ un verre à bordeaux par la ponction. Le cordon est très-gros, très-induré et douloureux à la pression.

Quelques jours après le début de sa deuxième blennorrhagie, le malade a éprouvé des douleurs atroces à l'anus, revenant sous forme paroxystique, correspondant avec celles du cordon, et se prolongeant du côté du périnée. Dans leur intervalle, il existe une sensation très-pénible de pesanteur et d'abaissement sur tout le plancher périnéal. La miction et la défécation sont très-cuisantes.

En pratiquant le toucher rectal qui est excessivement douloureux, je constate une augmentation considérable du volume de la prostate, surtout à gauche. Il ne m'est pas possible de sentir la vésicule séminale correspondante. Il est peu probable qu'elle soit restée intacte entre un cordon et une prostate, tous les deux atteints d'inflammation.

La santé générale est médiocre, moins cependant qu'on ne pourrait le supposer après des souffrances si longues et si vives. Les digestions sont très-pénibles et il existe un catarrhe bronchique chronique.

Du 20 au 31 mai, les douleurs réflexes abdomino-crurales allèrent progressivement en diminuant ; elles ne se reproduisaient plus que dans la marche ; mais les douleurs inguinales symptomatiques de l'engorgement du cordon étaient tellement vives, que je fis appliquer

3

le 29 mai 15 sangsues dans l'aine. Cette émission sanguine produisit beaucoup d'amélioration dans l'état local. Il existait toujours du ténesme anal et des douleurs paroxystiques très-violentes dans le fondement, augmentées par l'évacuation des matières fécales et de l'urine. Les besoins d'uriner n'étaient pas plus fréquents qu'à l'état normal. Le malade avait une telle appréhension du toucher rectal que je dus renoncer à ce mode d'exploration.

Je dois ajouter que longtemps avant sa blennorrhagie, le malade avait un varicocèle gauche assez prononcé. On sentait encore très-distinctement au-dessus de l'induration presque cartilagineuse et irrégulière de l'épididyme, et autour du cordon induré, un paquet de vaisseaux d'une consistance assez molle, mais cependant moins grande qu'à l'état normal.

Dans cette observation, les douleurs réflexes, hypogastriques et crurales ont atteint un degré d'intensité tout à fait insolite, au point de simuler un phlegmon de la fosse iliaque avec psoïtis. Ce qui pouvait induire en erreur, c'était, outre la violence de ces douleurs, leur longue durée et l'impossibilité de marcher qui en résultait. Enfin, quand au bout de cinq mois elles eurent diminué, et que le malade se crut guéri de sa blennorrhagie et de son orchi-épididymite, il survint, à des intervalles irréguliers, de nouvelles attaques névralgiques avec irradiation dans le testicule et congestion subinflammatoire secondaire dans cette glande. Nous avons déjà observé le même phénomène dans l'observation I. L'existence d'un varicocèle à gauche rend l'analogie entre ces deux cas encore plus frappante. Quel est le rôle que joue cette lésion? Augmente-t-elle l'intensité des phénomènes locaux? Prolonge-t-elle la durée du processus organique? Je serais porté à croire qu'elle n'est pas sans influence sur la production des accidents douloureux directs ou éloignés. La dilatation des veines du cordon détermine en effet, à elle seule et indépendamment de toute inflammation, chez certains individus, de véritables névralgies réflexes, soit en comprimant les nerfs, soit en modifiant les conditions de la circulation sanguine dans le testicule. A plus forte raison devrait-il en être ainsi quand une violente détermination blennorrhagique s'effectue sur cette glande. Mais je n'ai pas assez de faits pour résoudre cette question (1).

Les douleurs si vives que le malade, lors de sa seconde attaque, a éprouvées et éprouve encore au fondement, tiennent-elles à une prostato-cystite, ou ne sont-elles qu'une irradiation réflexe sur le nerf hémorrhoïdal ou anal, quatrième branche collatérale du plexus sacré? Telle est la question que je me suis posée plusieurs fois sans pouvoir y répondre. En explorant la prostate avec le doigt, je l'ai trouvée tuméfiée et très-sensible. Il n'est donc pas irrationnel d'admettre qu'elle est le siége d'une détermination blennorrhagique de nature congestive. C'est une complication assez commune et très-douloureuse. Habituellement elle est accompagnée d'épreintes vésicales et d'envies très-fréquentes d'uriner qui n'existent pas chez notre malade. Il n'est pas irrationnel non plus d'admettre que les douleurs réflexes peuvent occuper le nerf hémorrhoïdal et le nerf honteux interne tout aussi bien que les autres branches du plexus sacré.

IV

Les douleurs réflexes qui siégeaient dans la fesse et la partie posté-

---

(1) L'existence d'un varicocèle n'aggrave pas nécessairement l'inflammation blennorrhagique du testicule et n'empêche pas toujours la résolution de se faire. M. D..., âgé de 32 ans, cocher, entré à l'hôpital du Midi, dans mon service, salle 8, n° 4, avait un catarrhe uréthral qui durait depuis dix ans, quand il fut pris vers les premiers jours d'avril d'une orchi-épididymite d'un volume énorme. Malgré la violence de l'état local, il n'a jamais éprouvé de douleurs réflexes. La guérison a même été assez rapide et la résolution complète. Cependant les veines des deux testicules, mais surtout celles du testicule gauche, étaient très-dilatées et manifestement variqueuses. Le 4 juin, j'ai constaté que toute trace d'induration a disparu dans l'épididyme gauche. Le varicocèle n'a jamais causé de souffrances avant cet accident ni depuis. Le catarrhe est entretenu par un rétrécissement très-prononcé au collet du bulbe.

rieure de la cuisse, et semblaient suivre le trajet et la distribution du nerf petit sciatique, dans les observations I, II, III, envahissent quelquefois le grand nerf sciatique et donnent lieu à une névralgie sciatique bien caractérisée. En voici un exemple :

BLENNORRHAGIE COMPLIQUÉE D'UNE ÉPIDIDYMITE DROITE AVEC ENGORGEMENT DU CORDON. — AU TROISIÈME JOUR DE L'ÉPIDIDYMITE, INVASION DE DOULEURS NÉVRALGIQUES CONTINUES LOMBO-SCIATIQUES; FOYER TROCHANTÉRIEN. — NÉVRALGIE SCIATIQUE SE PROLONGEANT JUSQUE DANS LE SCIATIQUE POPLITÉ EXTERNE; CLAUDICATION; HYPERESTHÉSIE CUTANÉE AU NIVEAU DU TROCHANTER. — DISPARITION DES DOULEURS LE DIX-HUITIÈME JOUR DE L'ÉPIDIDYMITE.

OBS. XIII. — Le 17 avril 1869, M. L... (Emile), âgé de 24 ans, plombier, entra dans mon service, salle 8, n° 36. Depuis huit jours, il suivait la consultation pour se faire soigner d'une épididymite droite, avec engorgement du cordon, survenue au déclin d'une blennorrhagie dont le début avait été très-aigu.

Cette blennorrhagie était sa première maladie vénérienne. Il avait toujours été d'une très-bonne santé. On ne trouvait dans ses antécédents ni rhumatisme, ni névralgies, ni colique de plomb ou autres phénomènes d'intoxication saturnine.

Le lundi 12 avril, trois jours après le début de l'épididymite, ce malade fut pris tout à coup, pendant la nuit, de douleurs lombaires qui irradiaient dans l'aine et dans la cuisse droite en arrière, et étaient assez vives pour l'empêcher de dormir. Ces douleurs, qui persistèrent avec la même intensité le lendemain et le surlendemain, 13 et 14 avril, et devinrent un peu moins vives le 15 (sixième jour de l'épididymite), étaient continues et aussi prononcées au lit que dans la station debout. Elles avaient leur maximum d'intensité au niveau de la région trochantérienne du côté droit. De là elles descendaient dans la cuisse jusqu'au genou, en suivant le trajet du nerf grand sciatique; puis arrivées là, elles se prolongeaient manifestement dans le nerf sciatique poplité externe et ses principales divisions.

Le 15 avril (sixième jour), quoique la douleur eût diminué et que le malade souffrît moins au lit que debout, cependant la névralgie sciatique était exaspérée par la marche et causait une claudication assez prononcée. (Cataplasmes, bains.)

Le 18 avril (neuvième jour de l'épididymite), je constatai les phénomènes suivants :

Le point de départ de la douleur paraissait être situé dans la région inguinale droite ; elle suivait le trajet du canal inguinal et remontait vers l'articulation sacro-iliaque du même côté. De là, prenant une direction descendante, elle se portait à la partie postérieure de la fesse, entre la tubérosité ischiatique et le grand trochanter, et se prolongeait inférieurement le long de la région postérieure de la cuisse et de la région externe de la jambe, en suivant le trajet du tronc du grand sciatique, du nerf sciatique poplité externe et de quelques-unes de ses branches de distribution.

Il existait un point d'hyperesthésie cutanée au niveau de la région trochantérienne droite, sans aucune modification sensible dans la température et la coloration des téguments. La douleur ne se manifestait que quand on touchait superficiellement la peau. Une pression profonde n'exaspérait pas les douleurs sciatiques, qui étaient continues et nullement paroxystiques.

J'ai oublié de dire que le malade, au moment où les douleurs irradiantes de la cuisse étaient à leur maximum, c'est-à-dire vers les quatrième et ciquième jours de l'épididymite, avait éprouvé de fréquentes nausées non suivies de vomissements.

Le 20 avril (onzième jour de l'épididymite), les douleurs n'avaient pas changé.

Le 22 avril (treizième jour de l'épididymite), elles avaient diminué d'intensité et d'étendue ; elles étaient moins vives et descendaient moins bas.

Les jours suivants elles s'effacèrent progressivement de la périphérie au centre, et disparurent complétement vers le 27 avril (dix-huitième jour de l'épididymite).

Les phénomènes locaux, catarrhe uréthral et épididymite n'avaient présenté aucune particularité digne d'être notée. Au moment de la sortie du malade (27 avril), il existait encore un peu d'engorgement du cordon, l'épididyme était dur et indolent.

Dans l'observation qu'on vient de lire, le trajet de la douleur s'est

accusé, dès les premiers jours, assez nettement pour ne laisser aucun doute sur son siége. Ainsi, outre les douleurs inguinales et lombaires qu'on trouve dans presque tous les cas, il y avait un foyer de
douleurs au point précis où le nerf grand sciatique émerge du petit
bassin, c'est-à-dire entre le grand trochanter et la tubérosité ischiatique. Cette douleur n'était point exaspérée par une pression profonde ; elle se prolongeait le long du grand sciatique et du poplité
externe jusqu'à la partie externe de la jambe. Contrairement à ce que
nous avons vu dans d'autres observations, elle n'a pas présenté de
paroxysmes et est restée continue, depuis son invasion jusqu'à sa
disparition. Sa durée totale a été de deux semaines. Son maximum
d'intensité et sa plus grande étendue d'irradiation ont correspondu
au quatrième ou cinquième jour de l'épididymite, dont elle a suivi
assez exactement la marche.

Il y a eu, ainsi que dans les observations V et VI, de la claudication.
Elle tenait, non point, comme on le voit communément dans les orchi-épididymites exemptes d'irradiations douloureuses, aux douleurs
locales et inflammatoires du testicule, mais bien aux douleurs réflexes névralgiques placées loin du foyer inflammatoire, qui étaient
exaspérées dans chacun des rameaux du nerf affecté par la contraction musculaire, et qui réagissant à leur tour sur elle, l'empêchaient
d'être assez complète pour assurer la régularité de la marche.

Mais parmi les circonstances les plus remarquables de cette observation, il faut noter l'hyperesthésie cutanée qui existait dans la région trochantérienne. C'est le premier et le seul phénomène de ce
genre que nous ayons rencontré. Habituellement les diverses sensi-
bilités de la peau ne sont pas modifiées dans les névralgies qui nous
occupent. Cette sensibilité exagérée de la peau, qu'un attouchement
léger provoquait, différait complétement de la douleur plus profonde
au même niveau, et qu'une forte pression n'augmentait pas.

Par une coïncidence singulière, les malades des observations V, VI
et VIII exerçaient des professions qui exposent à l'intoxication satur-

nine. Mais, comme ils étaient exempts de tout accident saturnin actuel, et qu'on n'en trouvait aucun dans leur passé, nous sommes en droit d'attribuer uniquement à la blennorrhagie et à l'orchi-épididymite les phénomènes nerveux réflexes et l'état plus ou moins anémique, constatés du reste dans les autres cas où l'on ne pouvait point accuser le *saturnisme* ou la *saturnose* (comme on voudra) de les avoir produits.

PREMIÈRE BLENNORRHAGIE COMPLIQUÉE D'UNE ÉPIDIDYMITE GAUCHE. DEUX ANS APRÈS, CATARRHE BLENNORRHAGIQUE CHRONIQUE COMPLIQUÉ D'UNE ÉPIDIDYMITE DROITE. DOULEURS ABDOMINALES ET SCIATIQUES DU CÔTÉ CORRESPONDANT. POINT TROCHANTÉRIEN A LA PRESSION. ACCIDENTS RHUMATISMAUX VAGUES ANTÉRIEURS. SYPHILIS.

OBS. XIV. — B... (Arthur), âgé de 23 ans, coiffeur, entra dans mon service, à l'hôpital du Midi, salle 6, n° 14, le 30 janvier 1869. Ce malade a eu, il y a deux ans, une blennorrhagie compliquée d'épididymite du côté gauche. Nous ne pouvons savoir de lui si cette blennorrhagie a provoqué pendant sa durée des accidents rhumatismaux. Toujours est-il que, depuis, il éprouve fréquemment des douleurs vagues qui reviennent surtout au moment des variations atmosphériques, sont en général transitoires et occupent les parois abdominales et la partie postérieure de la cuisse droite. J'ajoute qu'actuellement il est sous l'influence de la diathèse syphilitique.

Les renseignements que donne cet individu sont très-incomplets. Il prétend ne pas s'être aperçu de l'écoulement qui a produit l'inflammation du testicule.

Quoi qu'il en soit, le 10 janvier, une épididymite débuta lentemen t du côté droit, mais devint bientôt assez douloureuse pour empêcher tout travail.

Outre les douleurs locales, il existait dès le principe, et le malade insiste vivement sur ce point, des douleurs occupant les parois abdominales et se propageant dans la partie postérieure de la cuisse du côté droit.

Au moment où je le vis pour la première fois, à son entrée dans le service, ces douleurs étaient devenues plus vives et incessantes, et elles augmentaient pendant la station debout. Celles de la paroi abdominale diminuaient quelquefois la nuit; mais la névralgie sciatique devenait parfois assez violente pour empêcher le sommeil.

Au niveau du point d'émergence du grand sciatique, il existait un point douloureux provoqué par la pression, sans aucune modification de la peau correspondante. Les articulations étaient intactes; les muscles fonctionnaient librement sans douleur.

Les phénomènes inflammatoires étaient peu vifs du côté du testicule. La tunique vaginale contenait cependant un peu de liquide. Le catarrhe uréthral était insignifiant.

Le 7 février (vingt-septième jour de l'épididymite), les douleurs abdominales et sciatiques étaient très-améliorées, et l'inflammation testiculaire presque guérie. Le malade sortit de l'hôpital.

Quoique très-incomplète, cette observation est encore un exemple de douleurs réflexes produites par une inflammation blennorrhagique du testicule. Ces douleurs avaient deux foyers principaux, l'un dans les parois abdominales droites et l'autre dans le grand sciatique du même côté; ce qui me fait dire que les douleurs de la cuisse siégeaient dans le sciatique, c'est l'existence d'un point trochantérien, provoqué par la pression. Comme un pareil fait est rare, il est bon de le noter.

Le malade avait éprouvé, avant cette épididymite, des accidents rhumatismaux d'un caractère vague, consistant en douleurs dans les parois abdominales et la cuisse droite. Il est difficile de dire si cet état antérieur a exercé une action quelconque sur la production des névralgies réflexes abdomino-sciatiques. Je penche pour la négative.

Quant à la syphilis, bien que je ne méconnaisse pas son importance étiologique au point de vue des douleurs névralgiformes, je suis convaincu qu'ici son action a été nulle, car les douleurs irradiantes ont débuté avec l'épididymite, ont cessé avec elle et se sont maintenues dans la sphère de distribution du plexus lombo-sacré du côté correspondant. Il ne peut y avoir enfin aucun doute sur l'origine blennorrhagique de l'épididymite, malgré l'insignifiance apparente de l'écoulement, le caractère subaigu des symptômes inflammatoires et la lenteur du début.

V

Jusqu'ici l'impression morbide créée par l'inflammation du testicule et de ses annexes, et transmise à la moelle épinière au moyen des nerfs, s'est réfléchie sous forme de douleurs dans les branches collatérales ou terminales des plexus lombaire et sacré, ou dans les dernières paires intercostales, c'est-à-dire dans des nerfs émanant du système nerveux affecté à la vie de relation; mais elle peut suivre une autre direction et produire des effets plus complexes qu'une simple modification de la sensibilité. On en trouvera la preuve dans le cas suivant, qui est un exemple de viscéralgie réflexe, symptomatique d'une orchi-épididymite.

PREMIÈRE BLENNORRHAGIE COMPLIQUÉE D'UNE ORCHITE GAUCHE. — DEUXIÈME BLENNORRHAGIE SIMPLE. — TROISIÈME BLENNORRHAGIE CONTRACTÉE UN AN APRÈS LA PREMIÈRE, COMPLIQUÉE, AU DOUZIÈME JOUR, D'UNE ORCHI-ÉPIDIDYMITE DROITE. — AUX CINQUIÈME, SIXIÈME ET SEPTIÈME JOURS DE L'ORCHI-ÉPIDIDYMITE, ATTAQUES DE DOULEURS HYPOGASTRIQUES ET DE COLIQUES HÉPATO-GASTRO-ENTÉRALGIQUES ACCOMPAGNÉES DE NAUSÉES, DE VOMISSEMENTS BILIEUX, DE COLIQUES ET DE FLATULENCE, REVENANT LES MATINS A LA MÊME HEURE, ET DURANT ENVIRON DEUX HEURES. — GUÉRISON.

Obs. XV.— M. B... (Eugène), âgé de 27 ans, commis voyageur, entra dans mon service à l'hôpital du Midi, le 18 avril 1869, chambre payante, n° 2. Ce malade est vigoureux, bien constitué, d'un tempérament sanguin, et n'a jamais eu aucune maladie grave. On ne trouve chez lui aucune trace actuelle ou ancienne d'une affection diathésique héréditaire ou acquise. Il éprouve quelquefois des douleurs rhumatismales légères, vagues et irrégulières dans les épaules, douleurs qu'il a contractées en couchant dans des endroits humides.

Il n'a eu ni chancres ni accidents syphilitiqus constitutionnels. Il y a environ un an, il contracta une première blennorrhagie qui se compliqua d'une orchite gauche, mais sans douleurs névralgiques ni rhumatismales. Cette blennorrhagie, traitée méthodiquement, ne dura que

six semaines. Depuis cette époque, il a contracté une deuxième blennorrhagie qui n'a été suivie d'aucune complication.

Il en était complétement guéri et habitait avec une même femme depuis environ un mois, quand il s'aperçut, vers le 4 ou 5 avril, qu'il avait
un nouvel écoulement. Cet écoulement devint abondant, mais fut toujours peu douloureux. Traité d'abord par des bains et des tisanes, il
semblait vouloir entrer dans la période de déclin, quand tout à coup,
dans la nuit du 12 au 13 avril, c'est-à-dire à peu près douze jours après
l'apparition de la blennorrhagie, survint, sans cause appréciable, une
épididymite du côté droit. Cette complication inattendue ne présenta
pendant les premiers jours aucun phénomène remarquable, et fut traitée
immédiatement par des bains, des cataplasmes et de l'onguent napoli-
tain.

Le 15 avril (troisième jour de l'épididymite), le malade prit une purgation et commença à éprouver, quoiqu'il n'eut pas de fièvre, quelques
symptômes d'embarras gastrique : langue chargee, inappétence, bouche
saburrhale.

Le 16 (quatrième jour de l'épididymite), il ressentit dans l'abdomen
quelques légères douleurs qui ne pouvaient être rapportées à la purgation de la veille.

Le 17 (cinquième jour de l'épididymite), il fut pris subitement, vers
neuf heures du matin, d'une attaque extrêmement violente d'hépato-
gastralgie, accompagnée de vomissements bilieux, de coliques et de
phénomènes généranx de sidération. Revenu de cette attaque qui dura
deux heures environ, il quitta Abbeville, partit pour Paris et entra le
lendemain à l'hôpital du Midi.

Quand je l'examinai pour la première fois, le 18 avril (sixième jour
de l'épididymite), je le trouvai sans fièvre et avec un état général très-
satisfaisant. L'épididyme du côté droit était très-induré et volumineux.
Il existait un peu d'engorgement du cordon et un léger œdème avec
rougeur du scrotum, mais sans épanchement dans la tunique vaginale.
Le corps du testicule, enchâssé par l'épididymite, était manifestement
plus gros, plus dur et surtout plus sensible qu'à l'état normal ; il s'a-
gissait donc d'une orchiépididymite. L'invasion de cette orchiépididymite n'avait que pas ou point diminué l'écoulement qui était copieux,

purulent, et ne s'accompagnait d'aucune douleur pendant la miction ni les érections. Je fis appliquer quinze sangsues sur le cordon.

Le malade me raconta son histoire et me donna les détails les plus précis et les plus circonstanciés sur l'attaque hépato-gastralgique qu'il avait éprouvée la veille ; elle l'avait laissé dans un état relativement calme après sa disparition.

Cette attaque s'était reproduite vers huit heures dans la matinée du 18, absolument avec les mêmes caractères, le même début, la même durée, la même terminaison. Il y avait environ trois quarts d'heure qu'elle avait cessé au moment de mon examen.

Voici en quoi elle consistait :

Tout à coup et sans être annoncée par aucun phénomène précurseur, une douleur excessivement vive se faisait sentir dans la région hypogastrique droite, non pas au niveau du canal inguinal, mais à trois travers de doigt environ au-dessus de lui, à égale distance de l'épine iliaque antérieure supérieure et de la ligne médiane. Cette douleur occupait une étendue large à peu près comme la paume de la main ; elle était profonde, tormineuse, énervante. La pression, loin de l'exaspérer, la calmait manifestement. La peau correspondant à ce foyer de douleur n'était ni rouge, ni chaude, ni hyperesthésiée.

Partie de ce foyer, la douleur remontait verticalement jusqu'à l'hypochondre droit et puis se dirigeait transversalement, en suivant le bord inférieur du foie, vers l'estomac.

Après avoir duré dix minutes à un quart d'heure, cette douleur provoquait une angoisse épigastrique accompagnée de faiblesse générale, de petitesse du pouls, d'un peu de refroidissement des extrémités et de sueurs froides. Ensuite venaient des nausées suivies de vomissements très-pénibles, formés d'une matière bilieuse d'un jaune foncé. La crise se terminait par des coliques erratiques, des borborygmes et l'expulsion de gaz par la bouche et par l'anus. Chaque attaque était composée de plusieurs crises semblables. Puis tout rentrait dans le calme au bout d'une heure et demie à deux heures, et le malade ne ressentait plus que de la lassitude et les douleurs locales causées par l'orchi-épididymite.

Quoique l'émission sanguine par les sangsues eût produit presque instantanément une amélioration notable dans l'état des parties enflammées, le lendemain 19 avril (septième jour de l'épididymite), l'attaque de douleurs hypogastriques et hépato-gastro-entéralgiques se reproduisit vers neuf heures du matin. C'était la troisième. Les crises qui la constituaient se terminèrent de la même façon, c'est-à-dire par des nausées, des vomissements bilieux, des coliques et de la flatulence. La langue étant toujours saburrhale, je prescrivis une bout eille d'eau de Sedlitz.

Ces attaques ressemblaient tellement aux phénomènes réflexes que produit le passage des calculs dans les voies biliaires ou dans les urèthres, que je demandai au malade s'il n'avait jamais rien éprouvé de semblable. Je me convainquis par ses réponses qu'il n'était point sujet aux coliques néphertiques ni aux coliques hépatiques, qu'il n'avait jamais rendu de gravier avec ses urines et n'avait point eu la jaunisse. Du reste, le foie n'était pas douloureux et la pression montrait qu'il avait son volume normal.

Le 20 avril (huitième jour de l'épididymite), l'état local était incomparablement meilleur que les jours précédents. L'attaque ne se reproduisit pas. Au bout d'une semaine le malade sortit à peu près guéri de sa blennorrhagie et de son orchi-épididymite.

Dans l'observation qu'on vient de lire, on a dû remarquer que le corps du testicule était gros, dur et très-douloureux; ces changements, qu'il est possible de constater dans un grand nombre de cas d'épididymite, résultent d'un état de congestion inflammatoire plus ou moins prononcé. Quand ils atteignent un haut degré d'intensité, ils indiquent que la détermination inflammatoire s'est effectuée aussi bien dans le corps du testicule que dans ses annexes, en un mot, qu'il y a tout à la fois orchite et épididymite. Les auteurs s'accordent en général à dire que dans l'orchite les douleurs locales sont beaucoup plus violentes que dans l'épididymite, à cause de l'obstacle que la tunique albuginée met au libre développement inflammatoire des tissus affectés, qui subissent alors une sorte d'étranglement. Ils signalent aussi les vomissements parmi les irradiations sympathiques.

Il est bien remarquable que dans le cas précédent il n'y ait eu aucune douleur réflexe dans les branches des plexus lombaire et sacré. La cause ou l'impression incitatrice du phénomène réflexe paraît s'être localisée primitivement, pour ne le plus quitter, dans le plexus spermatique, émanation du grand sympathique. Les douleurs sourdes profondes, tormineuses et énervantes qui occupaient la partie supérieure de l'hypogastre droit et remontaient vers le bord inférieur du foie, pour se rendre de là dans la région épigastrique, étaient parfaitement identiques à toutes celles qui siégent dans les nerfs de la vie négative. Au surplus, si le caractère de la douleur ne suffisait pas pour convaincre que les rameaux du sympathique seuls étaient intéressés, les phénomèmes provoqués dans le foie, l'estomac et les intestins en fourniraient une preuve non équivoque.

Il est évident, en effet, que le mouvement réflexe parti du testicule est venu aboutir au foie et à l'estomac; qu'il a excité une hypersécrétion de la bile dans le premier, et, dans le second, des mouvements antipéristaltiques, suivis d'abord de l'accumulation de cette bile dans l'estomac, puis son rejet par les vomissements. Enfin, ce mouvement réflexe a poussé des irradiations dans les plexus qui se rendent aux intestins et y a déterminé des coliques sèches et une sécrétion insolite de gaz.

De tous les organes de l'économie, l'estomac est celui où se donnent rendez-vous le plus de sympathies réflexes, de quelque nature qu'elles soient, à leur point de départ. Après lui, sous ce rapport, et peut-être sur la même ligne que lui, on peut placer le cœur. Que de causes psychiques, infiniment variées, que de phénomènes morbides perçus ou inconscients, proches ou éloignés, viennent retentir sur l'estomac et manifester, sous forme d'angoisse épigastrique, de nausées, de vomissements, les troubles qu'ils suscitent dans le centre nerveux cérébro-rachidien! Car toutes ces impressions, qu'elles soient transmises par les filets du grand sympathique ou par les rameaux des nerfs cérébro-rachidiens, arrivent à la moelle épinière et ne se réfléchissent probablement que par l'intermédiaire des cellules grises, dont elles modifient, dans une étendue plus ou moins considérable, la modalité fonctionnelle. Mais peut-être aussi que les ganglions nerveux, qui sont en grande partie constitués par de la substance grise, peuvent devenir, eux aussi, des centres d'irradiation sympathique. Quoi qu'il en soit, ce qu'il nous importe de savoir pour le moment, c'est que l'orchi-épididymite peut donner lieu à des viscéralgies réflexes aussi nettement accusées que les névralgies de même nature siégeant dans les nerfs de la vie de relation. Ajoutons que l'orchite a, sous ce rapport, une supériorité étiologique bien incontestable sur l'épididymite.

Dans l'observation XV, l'attaque d'hépato-gastralgie a été presque régulièrement intermittente : elle est revenue trois fois de suite, le matin, à peu-près à la même heure. Comment se rendre compte de ce mode de périodicité qui n'est pas habituel dans les phénomènes réflexes dont nous nous occupons? Peut-être faut-il l'attribuer, en partie du moins, à ce que les liquides gastro-bilieux accumulés dans l'estomac pendant la nuit avaient été tolérés par lui, grâce au sommeil qui est un sédatif très-efficace de l'irratibilité gastrique. Mais ce n'est là, je le sens, qu'une explication fort insuffisante, qui ne pourrait tout au plus donner la raison que d'un fait de tolérance nocturne suivie au réveil de la révolte de l'organe. Ici donc, comme dans une multitude d'autres cas, il faut se contenter d'un point d'interrogation. Le fait précédent est exceptionnel. Voici comment se produisent habituellement ces phénomènes sympathiques du côté de l'estomac et des intestins.

BLENNORRHAGIE COMPLIQUÉE, AU SOIXANTE ET ONZIÈME JOUR, D'UNE ORCHI-ÉPIDIDYMITE DROITE AVEC LA FUNCULITE. — AU CINQUIÈME JOUR DE CET ACCIDENT, ATTAQUE DE DOULEURS RÉFLEXES LOMBO-ABDOMINO-CRURALES, ET DE VOMISSEMENTS. — APPLICATION DE SANGSUES. — AMÉLIORATION TRÈS-NOTABLE, TRENTE-SIX HEURES APRÈS LE DÉBUT DE L'ATTAQUE. — GUÉRISON.

Obs. XVI. — M. Jean L..., 26 ans, terrassier, entré dans mon service à l'hôpital du Midi, salle 6, lit 31, le 19 mai 1869, se porte habi tuellement bien et ne présente aucun antécédent vénérien ou autre. Le 5 mars il vit une femme, et trois jours après, il fut pris d'une blennorrhagie aiguë qui diminua peu à peu dans la dernière quinzaine d'avril, à la suite d'un traitement par le copahu.

L'écoulement avait presque disparu depuis quinze jours, quand le 16 mai, à la suite d'excès de boissons, il se produisit tout à coup dans la nuit une épididymite énorme du côté gauche, accompagnée de douleurs locales vives et d'une rachialgie légère.

Le 20 mai (cinquième jour de l'épididymite), le malade fut pris tout à coup, vers cinq heures du soir, sans qu'aucun changement notable fût survenu dans les parties enflammées, d'une douleur lombaire très-vive à gauche, revenant par paroxysmes, sous forme d'élancements et avec irradiations dans toute la cuisse du même côté, jusqu'au genou. Ces douleurs rendaient la marche impossible.

A neuf heures, il survint des nausées accompagnées de trois vomissements, d'abord alimentaires, puis bilieux : angoisse épigastrique, nausées continuelles, agitation, insomnie, jusqu'au lendemain.

Le 21 (sixième jour de l'épidydimite), à l'heure de ma visite, le même état persistait. Les horribles douleurs abdomino-lombaires, sans douleur à la pression et sans augmentation de volume ni rénitence du ventre, l'état nauséeux, le malaise épigastrique, imprimèrent à la physionomie ce cachet abdominal avec étirement des traits et excavation des yeux qu'on observe chez les péritonitiques ou les individus en proie à de graves accès de coliques néphrétiques ou hépatiques. Le pouls était petit et fréquent, la langue humide et très-peu saburrhale.

Le testicule et l'épididyme formaient une énorme tumeur, très-douloureuse, avec œdème et rougeur du scrotum et engorgement considérable du cordon. Je fis appliquer 15 sangsues. Le soir, à mesure que le sang coulait, les douleurs réflexes abdominales diminuèrent peu à peu et se concentrèrent dans les lombes. Les nausées continuèrent encore pendant la nuit.

Le 22 (septième jour de l'orchi-épididymite), l'état local et l'état général étaient incomparablement meilleurs. Depuis, les douleurs réflexes dans l'abdomen et dans les cuisses ne se sont pas reproduites.

48

Le 29 mai (quatorzième jour de l'orchiépididymite), l'inflammation du testicule et du cordon était en pleine résolution ; mais l'écoulement, supprimé presque complétement depuis le début, était revenu. L'état général était satisfaisant.

L'observation qui précède est un exemple de ces recrudescences du cinquième jour signalées par M. Diday (1), qui consistent, d'après lui, en un retour de l'épididymite ou dans l'invasion de l'orchite. La plupart du temps ces recrudescences ne sont autre chose que l'invasion des douleurs réflexes.

Dans les faits que je rapporte l'époque de leur apparition n'a rien de régulier ; elle surviennent quelquefois dès le début de la complication, quelquefois beaucoup plus tard, en pleine résolution, et même au trente-sixième jour, comme dans l'observation V.

Depuis que j'ai terminé ce mémoire, c'est-à-dire depuis la première quinzaine du mois de juin, j'ai observé plusieurs autres cas d'orchi-épididymite avec névralgies réflexes. Comme ils ressemblent beaucoup à ceux que j'ai déjà décrits, je pense qu'il serait superflu de les publier. Je me contenterai de rapporter le suivant, parce que

---

(1) Diday, *De l'emploi de la glace contre certaines affections de l'appareil testiculaire.* ANNALES DE DERMATOLOGIE ET DE SYPHILIGRAPHIE. Paris, 1869, page 27. « J'explique ces recrudescences, dit l'habile médecin de Lyon, par la même cause qui fait que le rhumatisme, après quelques jours de trêve, envahit une nouvelle articulation. Dans cette comparaison, il y a plus qu'une analogie, car il y a identité de nature entre l'épididymite et le rhumatisme blennorrhagique. »
Je ne conteste pas ce que cette manière de voir de M. Diday peut avoir d'ingénieux. Mais jusqu'ici, sur deux cents orchites blennorrhagiques environ que j'ai soignées dans le premier sémestre de 1869, je n'ai pas observé un seul phénomène qui pût se rattacher au rhumatisme. D'un autre côté, dans les six ou sept cas de rhumatisme blennorrhagique que j'ai observés pendant le même laps de temps, je n'ai pas vu se produire une seule fois l'orchi-épididymite.

la multiplicité et l'intensité des irradiations réflexes en font comme un type qui résume tous les faits contenus dans la première partie de ce travail.

BLENNORRHAGIE CHRONIQUE DATANT D'UNE ANNÉE, CHEZ UN HOMME DE 30 ANS, TRÈS-NERVEUX, QUI AVAIT EU DEPUIS L'AGE DE 18 ANS PLUSIEURS AFFECTIONS DE MÊME NATURE. — A LA SUITE D'EXCÈS VÉNÉRIENS, DOULEURS PENDANT QUATRE OU CINQ JOURS DANS LE TESTICULE DROIT; PUIS APPARITION D'UN GONFLEMENT DE L'ÉPIDIDYME, A MARCHE LENTE, SANS FUNICULITE. — AU SIXIÈME JOUR DE L'ÉPIDIDYMITE, INVASION BRUSQUE D'UN PAROXYSME NOCTURNE DE DOULEURS RÉFLEXES SURVENUES SANS AGGRAVATION DE L'ÉTAT LOCAL : DOULEURS SOUS-OMBILICALES EN CEINTURE ; RACHIALGIE ; DOULEURS FESSIÈRES ; DOULEURS CRURALES ANTÉRIEURES AVEC CONTRACTURE DES MUSCLES CORESPONDANTS ; COLIQUES, NAUSÉES, VOMISSEMENTS BILIEUX, TEINTE SUBICTÉRIQUE DES CONJONCTIVES; FIÈVRE ET ÉTAT REMARQUABLE D'ÉRÉTHISME NERVEUX HYSTÉRIFORME ; DÉLIRE. — AU SEPTIÈME JOUR, DEUXIÈME PAROXYSME NOCTURNE PLUS VIOLENT QUE LE PREMIER ; PAS DE CHANGEMENT DANS L'ÉTAT LOCAL. — AU HUITIÈME JOUR, TROISIÈME PAROXYSME SEMBLABLE AU PRÉCÉDENT : MÊME ÉTAT LOCAL. — AU NEUVIÈME JOUR QUATRIÈME PAROXYSME TRÈS-LÉGER. — AGGRAVATION DE L'ÉTAT LOCAL SURVENANT COMME CRISE SALUTAIRE DES PHÉNOMÈNES RÉFLEXES. — A PARTIR DE CE MOMENT, CESSATION GRADUELLE DE CES ACCIDENTS. — DANS LES 10e 11e ET 12e JOURS, CHUTE RAPIDE DE LA RECRUDESCENCE INFLAMMATOIRE DU TESTICULE. — GUÉRISON.

OBS. XVII. — Le 8 novembre, je fus appelé en consultation par mon excellent interne et ami M. Chouppe, auprès d'un de ses malades atteint d'une orchite blennorrhagique.

Voici l'histoire de ce malade, que je rédige d'après les notes qu'a bien voulu prendre M. Chouppe.

M. X..., âgé de 30 ans, n'a jamais eu aucune maladie grave et se porte habituellement bien. Il est d'une constitution très-nerveuse, sujet à des névralgies faciales et à des migraines. Depuis l'âge de 18 ans il a contracté plusieurs blennorrhagies : aucune d'elles n'a été compliquée d'orchite ni de rhumatisme. La dernière, survenue sur la fin de 1868, a passé de l'état aigu à l'état chronique, et s'est prolongée sous forme de suintement irrégulier.

A la suite d'excès vénériens, M. X... éprouva, vers les derniers jours d'octobre, quelques douleurs légères dans le testicule droit. Le 31 octobre, quatre ou cinq jours après leur apparition, ces douleurs devinrent plus vives, mais pas au point d'empêcher la marche et d'interrompre les rapports sexuels.

Le 1ᵉʳ et le 2 novembre, l'épididyme commença à se gonfler lentement et d'une manière progressive. Le 3, il était douloureux à la pression ; le scrotum était devenu rouge et un peu œdémateux. Le cordon restait souple et indolent. (Cataplasmes, purgation.)

Le 4 et le 5, il ne se produisit aucun changement dans l'état local ; la douleur était toujours limitée au testicule ; pas de fièvre ; appétit naturel.

Le 6 novembre (sixième jour de l'épididymite), après une bonne journée qui faisait présager, comme les précédentes, une prompte guérison, le malade fut pris tout à coup et sans aucune cause appréciable, vers huit heures du soir, de douleurs très-vives dans l'aine, remontant le long de la crête iliaque jusqu'aux lombes. Presque en même temps survinrent vers la cuisse d'autres irradiations douloureuses, sous forme paroxystique, mais avec sensation d'engourdissement pénible et continu dans l'intervalle des crises. Ces crises étaient provoquées et exaspérées par les mouvements ; la pression exercée au niveau de l'arcade crurale et sur le condyle interne du fémur, calmait les douleurs qui suivaient exactement le trajet du nerf crural et du nerf saphène interne, sans dépasser le genou pour se prolonger dans la jambe avec ce dernier nerf. Ces douleurs réflexes paroxystiques durèrent jusqu'à cinq heures du matin. A minuit, cet état de souffrance se compliqua de malaise épigastrique et de sensations nauséeuses, bientôt suivies de plusieurs vomissements glaireux. Agitation très-grande, fièvre, insomnie complète qui ne cesse qu'avec la crise, à cinq heures du matin. M. Chouppe donna 20 gouttes de laudanum de Sydenham dans un julep et appliqua, jusqu'à sinapisation, sur les principaux foyers douloureux, des compresses imbibées de chloroforme. Cette médication locale produisit un soulagement momentané.

Le 7, le malade fut calme toute la journée et n'éprouva qu'un peu d'engourdissement dans la cuisse. L'épididymite était toujours dans le même état. A sept heures du soir, la crise se reproduisit plus violente que la veille : rachialgie, douleurs bilatérales en ceinture avec constriction sous-ombilicale ; coliques erratiques remontant jusqu'à l'estomac et se transformant en épigastralgie accompagnée de nausées et de vomissements bilieux ; douleurs dans les masses musculaires de la fesse droite ; douleurs très-aiguës dans la région crurale antérieure, accompagnées d'un état de contracture des muscles correspondants, entraînant l'impossibilité d'étendre complétement la cuisse sur le bassin. Agitation extrême s'élevant presque jusqu'au spasme hystériforme ; cris, pleurs et même délire. Insomnie absolue. Fièvre. Rien de changé du côté du testicule. Cette crise se prolongea toute la nuit.

Quand je vis le malade dans la matinée du 8 (huitième jour de l'épididymite), les douleurs s'étaient calmées, mais l'état d'éréthisme nerveux général persistait encore. La face était un peu grippée ; la physionomie exprimait l'anxiété et la souffrance. Les conjonctives présentaient une teinte légèrement ictérique. Peau sèche et fraîche ; pouls fréquent et serré. Toute la cuisse était engourdie ; ses muscles antérieurs, en état de contracture malgré la cessation des douleurs paroxystiques, empêchaient l'extension du membre inférieur droit, dont l'attitude était la même que dans le psoïtis aigu. Il en résultait une claudication assez prononcée que je voulus constater, quoique la station debout et la marche fussent difficiles et douloureuses. Rien dans l'état du testicule malade ne pouvait rendre compte de ce phénomène : l'épididyme était en effet modérément dur et tuméfié. Le cordon, dans toute son étendue, avait conservé son volume et sa souplesse ordinaires ; pas de liquide dans la tunique vaginale. Testicule un peu plus gros et plus consistant qu'à l'état normal. Toutes ces parties étaient peu sensibles au toucher et exemptes de toute douleur spontanée. Quand on les pressait un peu vivement, on réveillait les douleurs des lombes et les douleurs crurales antérieures. Aucun autre trouble de la sensibilité. Plus de nausées ni de vomissements ; langue à peu près nette et humide. Je fis continuer le traitement institué par M. Chouppe. Bain.

La journée fut calme, mais le paroxysme se reproduisit dans la soirée, comme les jours précédents : même état d'éréthisme nerveux général ; épigastralgie ; nausées et vomissements glaireux ; douleurs légères dans l'aine et les lombes, vives et très-superficielles le long du trajet du nerf crural ; contracture très-prononcée des muscles de la région antérieure de la cuisse.

Dans la matinée du 9 (neuvième jour de l'épididymite), il survint une détente notable. Mais l'état local qui était resté le même depuis le commencement de la maladie présenta une notable aggravation : ainsi la tunique albuginée renfermait un peu de liquide ; le scrotum était plus rouge et plus œdématié ; l'épididyme plus volumineux ; le testicule lui-même paraissait plus congestionné. Toutes ces parties étaient devenues le siége d'une sensibilité exquise à la pression.

La nuit fut relativement très-bonne : quelques douleurs seulement dans l'aine et au-dessous de l'ombilic. Plus de vomissements ; cessation de tous les autres symptômes réflexes.

Le 10 et le 11, amélioration progressive. Le 12 (douzième jour de l'épididymite), l'état du malade était très-satisfaisant ; plus de douleurs réflexes ; orchite en voie de résolution ; appétit.

Une blennorrhagie si vieille qu'elle soit, si usée, si anodine qu'elle paraisse, peut à un moment donné, sans qu'on sache au juste pourquoi, se compliquer d'une orchi-épididymite. Cet accident menace les testicules de tous ceux qui ont un écoulement uréthral, quelle qu'en soit la nature. Je l'ai vu se produire chez des malades qui paraissaient vivre en très-bonne intelligence avec des gouttes militaires dont ils ne comptaient plus les états de service. Dans la plupart des cas la cause occasionnelle nous échappe ou rentre dans cette catégorie de banalités étiologiques qu'un observateur rigoureux ne doit pas accepter. Cependant, il faut avouer que chez M. X.... les excès vénériens ont joué un rôle décisif. La congestion physiologique des glandes séminales est devenue morbide parce que le canal de l'urèthre était le siége d'une inflammation chronique. Mais pourquoi le testicule droit s'est-il enflammé plutôt que le gauche?... Il s'est enflammé lentement et comme à regret, après avoir protesté par des douleurs qui ont duré quatre ou cinq jours contre la suractivité qui lui était imposée. Quant aux irradiations réflexes si intenses et si multiples qui ont jeté le malade dans une sorte de nervosisme aigu, je tiens à faire remarquer qu'elles sont survenues sans avoir été précédées d'une explosion brusque et violente de phénomènes inflammatoires locaux. Ce n'est qu'après trois paroxysmes nocturnes que le testicule s'est réveillé de sa torpeur congestive, pour entrer dans la phase d'un processus décidément inflammatoire. Et n'est-il pas curieux de voir que c'est à ce moment précis qu'ont cessé les paroxysmes? L'inflammation de l'organe, loin de susciter l'action réflexe, semble lui avoir servi de crise favorable.

Je pense qu'il est temps de clore ici l'exposion des faits. Par leur variété, par leur nombre et par leur précision, ils fourniront, je l'espère, une base clinique assez large aux généralités qui vont suivre.

DEUXIÈME PARTIE.

GÉNÉRALITÉS; — PATHOGÉNIE; — HISTORIQUE.

I

Beaucoup de malades atteints d'orchi-épididymite éprouvent, outre les douleurs locales de l'inflammation, un sentiment de gêne, de malaise plus ou moins pénible qui, partant du canal inguinal, aboutit à la partie inférieure de la région lombaire correspondante, où il reste localisé. En général, cette sorte de rachialgie est légère et fugace; elle se manifeste presque dès le début de la détermination blennorrhagique sur le testicule, s'atténue progressivement et disparaît à mesure que s'effectue la résolution.

Mais dans une certaine catégorie de cas relativement peu nombreux (1), les manifestations douloureuses symptomatiques de l'or-

---

(1) Depuis le 1er janvier jusqu'au 1er juin 1867, j'ai soigné à la consultation de l'hôpital du Midi 127 orchi-épididymites blennorrhagiques. Le nombre de celles que j'ai reçues dans mes salles, depuis le 1er février jusqu'au 1er juin, est de 57. C'est donc un total de 184 cas. En y ajou-

chi-épididymite s'élèvent à un degré d'intensité, prennent une extension et revêtent des caractères qui les constituent à l'état de
véritable *complication névralgique.* Alors, loin de rester confinées
dans le côté de la région lombaire qui correspond à l'organe malade,
elles divergent dans des directions différentes, et poussent des irradiations qui peuvent franchir la ligne médiane et les limites dans
lesquelles se distribuent les branches des plexus lombaire et sacré.
Dans la plupart des cas, cependant, elles sont unilatérales et demeu-
rent renfermées dans la sphère de distribution des deux plexus lombaire et sacré.

A. — Il semble que la *rachialgie* ait son principal foyer dans le
point de la région lombaire qui correspond à peu près à l'anastomose
de ces deux plexus. C'est en effet au niveau précis de l'articulation
sacro-sciatique ou à sa périphérie que se manifeste la douleur, si bien
qu'on pourrait croire, au premier abord, qu'il existe une véritable
inflammation articulaire. Cette sorte d'arthralgie peut être bilatérale
(obs. III) et plus intense du côté opposé à l'orchi-épididymite.

Le foyer de *douleurs lombo-sacrées,* comme du reste tous ceux dont
nous allons parler, est en même temps un point de départ et un point
d'arrivée pour les irradiations qui sont en connexion avec lui, c'est-
à-dire qu'il semble aux malades, tantôt qu'elles en partent, tantôt
qu'elles y aboutissent.

Quelquefois toute la région lombaire, depuis les dernières côtes
jusqu'au sacrum, est vaguement endolorie. D'autres fois, mais ex-

tant les cas sur lesquels je n'ai pas pris de notes en janvier, je puis
mettre le nombre rond de 200 cas.

Sur ces 200 cas, j'ai trouvé 15 orchi-épididymites avec douleurs réflexes très-tranchées. Ces observations, plus trois que j'ai observées en
ville, forment la base de ce mémoire.

En me fondant sur ces chiffres, j'aurais été autorisé à dire en juillet
1869 que les névralgies réflexes s'observent à peu près une fois sur 15
cas d'orchi-épididymites blennorrhagiques. — Mais j'ai pu me convaincre
depuis que cette proportion était trop élevée.

ceptionnellement, le principal foyer de douleur est situé dans la région rénale, et profondément; elle se rattache alors à certaines manifestations réflexes qui ont leur siége dans les plexus du grand sympathique.

Du foyer *rachialgique inférieur* ou *lombo-sacré*, la douleur irradie dans l'abdomen et dans le membre inférieur; mais il n'est pas
toujours facile de suivre la chaîne des sensations douloureuses qui
relie entre eux les principaux foyers, et de dire si ces sensations
douloureuses sont ascendantes ou descendantes, centripètes ou centrifuges. Ainsi, le long de la hanche courent des douleurs qui présentent ces deux directions, non seulement chez des malades différents, mais aussi chez le même malade.—Quand elles existent, ce qui
n'a pas toujours lieu, elles servent d'intermédiaire entre les douleurs
lombo-sacrées et les douleurs abdomino-inguinales.

On peut constater en effet, dans un grand nombre de cas, deux
foyers de douleurs sur la paroi abdominale antérieure : l'un correspond à peu près exactement au canal inguinal; l'autre est situé à 4
ou 5 centimètres plus haut, vers le milieu et un peu au-dessous de
la ligne tirée de l'ombilic à l'épine iliaque antérieure et supérieure.
—La plupart des douleurs inguinales sont directes, c'est-à-dire produites par l'inflammation du cordon spermatique et exaspérées par
la pression; mais il y en a qui sont manifestement virtuelles et pro-
viennent d'une impression réfléchie jusqu'à l'extrémité des filets
nerveux de la branche abdomino-génitale inférieure du plexus lombaire, qui se rendent aux parois du canal inguinal ou dans les parties voisines.

Les douleurs *abdominales ou hypogastriques* qui sont presque
aussi communes que les douleurs lombaires forment quelquefois au-
dessous de l'ombilic une ceinture bilatérale, avec sentiment plus ou
moins pénible de constriction autour de la taille (obs. I, IV et XVIII.)
La plupart du temps elles ne franchissent pas la ligne médiane; elles
sont superficielles et calmées plutôt qu'exaspérées par la pression.

Leur violence, dans certains cas, est assez grande pour forcer le corps
à s'infléchir en avant. Elles occupent, à n'en pas douter, la branche
abdomino-génitale supérieure, première collatérale du plexus lombaire, et se localisent surtout dans la division cutanée ou perforante
de son rameau abdominal. Au milieu des douleurs lancinantes abdomino-inguinales, les malades discernent et accusent parfois aussi une
douleur profonde, sourde, vaguement répartie dans toute la région
inférieure de l'abdomen du côté malade, caractérisée par des exacerbations tormineuses qu'ils appellent *coliques*. Comme la rachialgie
rénale, ces douleurs abdominales profondes ont probablement leur
siége dans le plexus hypogastrique du grand sympathique.

Les foyers névralgiques, *lombaire inférieur, hypogastrique et inguinal*, isolés ou reliés entre eux par des irradiations douloureuses,
centripètes ou centrifuges, constituent un premier groupe de névralgies réflexes appartenant à la *névralgie lombo-abdominale*, dont
la névralgie décrite par Chaussier sous le nom d'*iléo-scrotale* est une
variété très-intéressante.

Dans quelques cas (obs. V et IX) la douleur envahit les *parois thoraciques* et se manifeste là tantôt sous forme d'endolorissement
vague, tantôt et plus fréquemment sous forme d'un point fixe et
d'irradiations qui suivent le trajet des nerfs intercostaux. Dans les
observations V et IX, le point fixe était situé dans la fosse sous-épi-
neuse et tout à fait à la pointe du scapulum.

Du reste, presque tous les nerfs latéraux du tronc peuvent être
affectés, surtout les abdominaux. Dans ce dernier cas la douleur, au
lieu d'être hypogastrique, devient *péri-ombilicale*.

Les douleurs sympathiques, qui se propagent dans le membre inférieur du côté malade, se divisent en deux groupes : *un groupe antérieur ou crural, un groupe postérieur ou sciatique.* Ces deux
groupes coexistent et se combinent souvent; il est rare qu'ils soient
parfaitement isolés. Chacun d'eux se subdivise cliniquement et anatomiquement en deux groupes secondaires suivant que la douleur

ne dépasse pas le genou, ou le franchit pour s'irradier dans la jambe et dans le pied.

Quand les douleurs du *groupe antérieur ou crural* occupent les deux trois quarts ou même la totalité de la face antéro-interne de la cuisse, il est difficile de dire exactement quels sont les nerfs qu'elles ont envahis. La branche fémoro-cutanée, troisième collatérale du plexus lombaire, est une de celles qui m'ont paru le plus fréquemment atteintes. Dans l'observation XII, son trajet était nettement indiqué par l'irradiation douloureuse qui se portait directement en bas vers le genou, le long de la partie antéro-externe de la cuisse.

Il est probable aussi que la branche fémoro-génitale, quatrième collatérale du plexus lombaire, et les deux nerfs musculo-cutanés, faisceau antérieur des branches terminales du nerf crural, servent souvent de conducteurs aux impressions douloureuses. Mais il me paraît difficile d'affirmer que le nerf crural est compromis tant que la douleur ne s'étend pas au delà du genou. Du moment qu'elle envahit la jambe et se propage jusqu'au pied (obs. V et VI), le doute n'est plus permis, puisque le saphène interne, quatrième branche terminale du nerf crural, est alors évidemment malade.

Les douleurs crurales antéro-internes sont ordinairement diffuses et ne constituent pas de foyer distinct. Cependant une fois (obs. XI), j'ai constaté au niveau de la partie antérieure, et vers le milieu de la cuisse, l'existence d'un foyer douloureux distinct, sans irradiations supérieures, mais avec irradiations inférieures allant jusqu'au pied.

Dans le *groupe postérieur ou sciatique*, on observe souvent des douleurs limitées à la région fessière et à la partie postéro-externe de la cuisse. En pareil cas, il est probable que le nerf fessier supérieur et le nerf fessier inférieur ou petit sciatique sont le siége principal de la douleur. Comme la rotule en avant, le creux poplité, en arrière, est une limite qu'il ne faut pas perdre de vue, car si elle est franchie par la douleur (obs. VIII, IX, VI), on peut avoir la presque certitude que le grand sciatique est atteint.

Les douleurs fessières et sciatiques sont, de même que les douleurs crurales antéro-internes, très-vagues et diffuses. Là où elles s'accentuent le plus, en général, de manière à constituer presque un foyer, c'est au niveau de la partie supérieure de l'échancrure sciatique derrière le grand trochanter, vers le milieu de la cuisse en arrière, et dans le creux poplité.

Entre le *groupe crural antérieur* et le *groupe crural postérieur*, on pourrait placer les douleurs qui se produisent quelquefois (obs. XVII), tout à fait à la partie la plus interne et la plus élevée de la cuisse, au voisinage du périnée, et celles qui, siégeant dans l'anus (obs. XII), occasionnent des ténesmes et une sensation excessivement pénible de pesanteur sur le plancher du bassin. Mais ces sortes de douleurs qui occupent les nerfs obturateur, hémorrhoïdal et honteux interne, sont trop rares pour les faire entrer dans une description générale.

Le groupe des *douleurs viscéralgiques* est constitué par des foyers et des irradiations. Les principaux foyers sont le *foyer rachialgique supérieur ou rénal*, le *foyer hypogastrique profond* et le *foyer épigastrique*. Quant aux irradiations, elles descendent vers le testicule ou remontent du testicule à la région rénale, à l'hypochondre gauche et à l'épigastre (obs. X).

B. — Les caractères des douleurs qu'on observe dans les névralgies réflexes sont absolument semblables à ceux des névralgies directes. Ainsi dans mes observations, j'ai presque toujours trouvé deux espèces de douleurs : 1° une douleur continue plus ou moins incommode, tensive, contusive ou se traduisant par une sensation de pesanteur, d'engourdissement, etc.; 2° une douleur intermittente se montrant sous forme d'élancements, de piqûres, de déchirements, de tiraillements, de brûlures, etc.—Les douleurs lancinantes, en se reproduisant à des intervalles plus ou moins rapprochés et très-variables, constituaient de véritables accès névralgiques dont le retour n'avait en général rien de régulier. Cependant j'ai vu quelques exemples (obs. VIII, XII, XV et XVIII) de vraie périodicité paroxystique dont aucune circonstance inhérente ou étrangère à la maladie ne pouvait rendre compte.

Les douleurs précédentes sont superficielles; elles occupent les branches collatérales ou terminales des plexus lombaire et sacré; elles constituent, au point de vue symptomatique, de véritables névralgies lombo-abdominales, crurales et sciatiques. Quelque intenses qu'elles soient, leur action sur l'ensemble du système et sur les principales fonctions organiques est à peu près nulle.

Il n'en est pas de même d'une autre espèce de douleurs, situées plus profondément dans l'intérieur de la cavité abdominale. Ces *douleurs viscéralgiques*, qui occupent les plexus du grand sympathique, sont souvent indécises dans leur direction, obtuses, sourdes, mais toujours énervantes. Quelquefois elles causent d'horribles angoisses, comme les coliques hépatiques ou néphrétiques les plus violentes; d'autres fois elles consistent en sensations tormineuses exacerbantes qui semblent parcourir les anses intestinales dans la région sous-ombilicale de l'abdomen. Ce qui caractérise ces douleurs, c'est le retentissement qu'elles ont sur tout l'organisme par l'espèce de prostration nerveuse dans laquelle elles le jettent momentanément, par l'asthénie ou l'hypersthénie qu'elles provoquent du côté de la circulation, et les troubles secondaires qu'elles suscitent dans l'estomac et les intestins. C'est par ces influences réflexes viscéralgiques que je m'explique les alternatives de fièvre et d'une sorte de sidération et d'algidité, avec petitesse du pouls, refroidissement des extrémités et sueurs froides qu'on observe au plus haut degré d'intensité des paroxysmes. Ajoutez à cela l'état nauséeux presque incessant, les vomissements mucoso-bilieux, l'enduit saburral, l'anxiété, l'altération des traits causée par la douleur, les coliques erratiques, l'angoisse hépato-épigastrique, quelquefois la sensibilité et la rénitence des parois abdominales, et vous aurez le tableau d'une attaque de péritonite. N'a-t-on pas mis, en effet, la péritonite au nombre des complications de l'orchi-épididymite? Sans contester la possibilité d'une semblable complication, je crois que, dans l'immense majorité des cas, le groupe des symptômes pseudo-péritonitiques n'est que le résultat d'une impression morbide réfléchie sur une grande étendue de la portion abdominale du grand sympathique.

Quelquefois l'influence réflexe de l'orchi-épididymite se circoncrit à l'estomac et ne s'y traduit que par un seul acte, le *vomissement* qui survient alors sans troubles généraux et sans crise douloureuse antérieure ou consécutive. Comme influence réflexe isolée, il faut citer aussi la *syncope* brusque et sans prodromes, dont parlent quelques auteurs. Je n'ai constaté jusqu'ici qu'une tendance à la *lipothymie*, qu'on doit rapporter à l'état nauséeux plutôt qu'à une action spéciale sur le cœur.

C. — L'intensité de la douleur réflexe varie dans de très-larges limites. Quelquefois les élancements deviennent intolérables par leur acuité, leur fréquence et leur multiplication sur toutes les branches émanées des plexus lombaire et sacré. Tout le côté du corps correspondant au testicule malade peut être endolori. Il en résulte de l'insomnie, de l'anxiété et un agacement nerveux général qui s'élève parfois jusqu'au spasme hystériforme, comme dans l'observation XVII. La violence de la douleur va jusqu'à arracher des cris aux malades (1). Ils cherchent alors à calmer les crises, soit en fléchissant le

---

(1) Mon interne, M. Chouppe, dont je ne saurais trop louer l'intelligence et l'activité, m'a raconté qu'étant de garde on l'avait appelé auprès d'un malade qui se roulait dans son lit, poussait des cris et était en proie à une angoisse et à une agitation excessives, causées par une douleur située à la partie postérieure et moyenne de la cuisse, et envoyant des irradiations vers la jambe. Ce malade était entré à l'hôpital du Midi pour une orchite située du même côté que la sciatique. — Dans un cas

tronc sur les cuisses, soit en faisant prendre au membre douloureux
les attitudes les plus variées. Ils ont quelquefois recours à la pression
sur les principaux foyers névralgiques, et quelques-uns prétendent
en éprouver du soulagement. Toujours est-il, comme je l'ai établi plus
haut et comme en font foi la plupart de mes observations, que la
pression sur un endroit circonscrit ou sur de larges surfaces, dans les
régions où irradie la douleur, ne fait que très-rarement constater
l'existence de ces points douloureux qui constituaient pour Valleix
un caractère si important des névralgies. La généralité de ce fait a
été évidemment exagérée. C'est la manière de voir de plusieurs observateurs, parmi lesquels je citerai le docteur Neucourt qui écrivait
en 1858, précisément à propos de la névralgie des plexus lombaire
et sacré :

« Les douleurs limitées à la pression, sur lesquelles Valleix a le
premier attiré l'attention dans la névralgie qui nous occupe, sont
surtout bien appréciables dans les formes affectant les nerfs superficiels, les seuls dont il se soit occupé ; mais elles sont beaucoup plus
rares et plus difficiles à constater dans les formes profondes ou vis-
cérales, quoiqu'elles forment parfois aussi un élément très-important
de diagnostic, comme nous le verrons plus loin.

« Les points douloureux à la pression sont très-multipliés et très-
variables. Ils peuvent se présenter un grand nombre de fois chez le
même individu, se succéder dans le cours de la maladie, ou bien
occuper un siége unique et invariable. Malgré toute l'attention qu'ils
méritent, je dois ici, comme pour la névralgie faciale et la névralgie
brachiale, protester contre la doctrine trop absolue du regrettable
Valleix, qui ne permettrait pas en quelque sorte d'admettre la né-

---

d'ovarite, survenue pendant le cours d'un catarrhe utérin non spécifique, j'ai observé récemment la même douleur vers la partie moyenne
et postérieure de la cuisse ; elle empêcha le sommeil pendant toute une
nuit, et disparut au bout de vingt-quatre heures.

vralgie lombaire sans l'existence de ces points douloureux (1). »

Les élancements ne se produisent pas toujours sur le même point à chaque crise. La mobilité est même un de leurs caractères distinctifs; ainsi, dans les vingt-quatre heures, par exemple, le malade pourra avoir dix crises, je suppose, dans chacune desquelles la douleur occupera alternativement les principaux foyers que j'ai décrits plus haut. Mais quelquefois, et même assez souvent, la crise se détermine si fréquemment et avec une telle prédominance d'intensité dans une circonscription précise de l'un des deux plexus, qu'il est permis de désigner la névralgie par un des nerfs qu'elle semble occuper de préférence.

On peut établir comme une règle générale que ces douleurs irradiantes sont moins fortes à mesure que la *réflexion* s'effectue sur des nerfs dont l'origine est éloignée de celle des nerfs qui se rendent au testicule malade. Ainsi, les douleurs réflexes scapulaires, les douleurs intercostales sont beaucoup moins intenses que les douleurs lombo-abdominales, crurales ou sciatiques. Sur les nerfs qui sont très-longs, comme le sciatique et le saphène interne, la douleur vers leurs extrémités terminales est moindre que dans les branches collatérales plus rapprochées du centre. Il semble qu'elle s'épuise dans son parcours, car elle n'arrive qu'atténuée par la distance, soit dans la jambe, soit dans le pied.

Une série de crises, plus douloureuses que celles qui les précèdent et que celles qui les suivent, constitue le *paroxysme* ou l'accès névralgique. Un ensemble d'accès suivis d'une rémission soutenue ou d'une guérison complète forme ce qu'on appelle une *attaque*. Deux de mes malades (obs. I, obs. XII) ont eu des attaques séparées par de longs intervalles. Les accès et les attaques peuvent être *spontanés* ou *provoqués*. Les crises et les accès, comme on a pu le voir dans

---

(1) Neucourt, *De la névralgie lombaire ou névralgie des plexus lombaire et sacré.* Archiv. gén. de médecine, année 1858, vol. II, p. 24.

beaucoup de cas, surviennent la nuit pendant que le malade est au repos, ou le jour lorsqu'il est étendu dans son lit; elles sont donc spontanées la plupart du temps. Il y en a même que la station debout et l'exercice ne provoquent pas. Mais d'autres fois le retour infaillible des irradiations lombo-abdominales ou lombo-crurales, provoqué par la marche et par divers actes où intervient l'action musculaire, condamne le malade à une immobilité presque absolue (obs. VIII et XII).

D. — Si la contraction musculaire exaspère fréquemment les douleurs, celles-ci, à leur tour, suscitent dans les muscles des mouvements morbides et involontaires. C'est au conflit entre les nerfs sensitifs douloureux et les nerfs moteurs qu'il faut rapporter les secousses convulsives, les crampes et les contractures observées dans quelques cas très-douloureux (obs. VI et XVII). Où se produit le conflit? C'est ce que je chercherai à déterminer plus tard.

Je n'ai pas observé de véritable paralysie. Cependant j'ai vu tout récemment un cas où tous les muscles de la cuisse, du côté malade, étaient assez affaiblis pour que la marche ne pût s'effectuer sans claudication. Pendant cinq jours, il n'y a eu aucune douleur réflexe.

BLENNORRHAGIE AIGUE COMPLIQUÉE, AU QUATRIÈME MOIS, D'UNE ÉPIDIDYMITE DROITE, SANS FUNICULITE, ACCOMPAGNÉE D'ABORD D'UNE FAIBLESSE MUSCULAIRE DANS LE MEMBRE CORRESPONDANT, PUIS DE DOULEURS RÉFLEXES OCCUPANT LA FACE INTERNE DES DEUX CUISSES. — RÉSOLUTION DE L'ÉPIDIDYMITE; PERSISTANCE DE LA CLAUDICATION ET DES DOULEURS; ANÉMIE.

OBS. XVIII. — M. Fréderic M..., âgé de 19 ans, entré dans mon service, à l'hôpital du Midi, le 10 mai 1869, salle 6, n° 40, avait été pris, au quatrième mois de la seule blennorrhagie qu'il eût contractée, d'une épididymite droite. Pour faire avorter cette complication, il avait appliqué en deux fois 25 sangsues. — Après une amélioration consécutive à la première émission sanguine, les phénomènes locaux étaient revenus aussi intenses qu'au début, et l'épididymite était des mieux caractérisées. Le cordon était intact et le testicule un peu volumineux, mais souple. Il n'existait aucune douleur névralgique réflexe. Néanmoins, au bout de huit jours, il survint dans tout le membre inférieur droit une faiblesse musculaire telle que le malade ne pouvait marcher sans boîter. La douleur locale était très-faible ; il n'y avait dans le membre affaibli aucune sensation douloureuse. Pendant toute la période de résolution, et malgré l'amendement des phénomènes locaux, cette faiblesse musculaire persista ; elle ne disparut que peu à peu. Le malade était très-anémique, surtout depuis les émissions sanguines.

Qu'on ne suppose pas que cette débilité musculaire du membre inférieur droit était factice, et que la claudication résultait de la crainte d'exaspérer mécaniquement par les mouvements de la cuisse les douleurs testiculaires. Il en est ainsi, je le sais, dans beaucoup de cas. Mais ici, j'ai pris toutes les précautions voulues pour m'assurer que le trouble de la contraction musculaire était réellement indépendant de ces circonstances accessoires. La douleur locale était médiocre ; il n'y avait aucune irradiation douloureuse réflexe. Et n'est-il pas remarquable que l'impression morbide élaborée dans l'épididyme ait agi sur les muscles de la cuisse et de la jambe sans produire préalablement une algie, soit à leur niveau soit dans les parties voisines ? Il faut donc qu'il y ait eu dans la moelle un conflit direct et sans l'intervention d'un trouble nerveux sensitif, entre les nerfs conducteurs de l'impression morbide et les filets moteurs des plexus lombaire et sacré (1).

---

(1) Depuis que j'ai écrit ces lignes, voici ce qu'a éprouvé ce malade : Quatre ou cinq jours après l'apparition de cette faiblesse musculaire, il survint des douleurs réflexes dans la cuisse droite et dans la cuisse gauche. Des deux côtés elles occupaient la face interne. A droite elles étaient beaucoup plus vives, commençaient tout-à-fait en haut près du périnée et s'étendaient jusque vers le milieu de la cuisse. A gauche elles étaient limitées à la partie supérieure et interne du membre. La marche était claudicante et exaspérait ces douleurs.

Le 31 mai, environ un mois après le début de l'épididymite, ces douleurs crurales internes persistaient avec le même caractère, des deux côtés, et il y avait beaucoup de faiblesse dans le membre corres-

La sensibibilité cutanée n'a présenté aucune modification morbide, excepté dans un cas (obs. XIII) où il existait de l'hyperesthésie au niveau du grand trochanter.

E. — Dans les observations que j'ai recueillies, je n'ai découvert jusqu'ici aucun phénomène qui dépendit d'un trouble de la nutrition au sein des parties affectées. Je n'ai constaté, dans les névralgie réflexes qui occupaient le plexus lombo-sacré, aucune fièvre locale, aucune modification de température ou d'irrigation sanguine, aucun trouble de sécrétion, etc.... Mais, comme je le disais plus haut, quand l'irradiation réflexe s'effectue sur les plexus du grand sympathique, il peut se produire un ensemble de phénomènes beaucoup plus compliqués que la simple douleur, tels que mouvements péristalliques et antipéristalsiques anormaux, hypercrinies hépato-gastriques, plénitude ou resserrement de la circulation générale et, par conséquent, modifications correspondantes de la caloricité, etc., etc...

Quand l'irradiation réflexe se fixe sur le testicule, quels sont, outre les phénomènes douloureux, les troubles qui se produisent dans la nutrition de l'organe ? Eh bien! on a vu (obs. I et obs. XII) que la névralgie qui se prolongeait le long du cordon dans un sens centrifuge et aboutissait à la glande, faisait naître, à chaque crise ou à chaque grande attaque, une exacerbation momentanée des phénomènes inflammatoires ou congestifs, et semblait raviver un processus éteint ou en voie de régression... Je ne mets pas en doute, en effet, que la douleur réflexe, consécutive à une impression morbide élaborée par le travail inflammatoire du testicule, ne réagisse sur la cause initiale, en envahissant l'organe qui en est le siége. Par là,

---

pondant. Je ne trouvai pas d'induration notable dans l'épididyme. Le cordon avait sa souplesse normale. Le testicule n'était ni dur, ni volumineux, ni douloureux. Anémie ; pâleur des téguments ; souffle systolique très-intense à la base du cœur. Souffle continu avec redoublement dans les carotides.

s'établit cette sorte de circulus pathologique où la réaction de l'effet sur la cause perpétue indéfiniment la maladie. Je me borne à constater le fait en attendant que je discute les questions de pathologie que soulève la maladie décrite sous le nom de *névralgie du testicule*, de *testicule irritable*.

F. — La durée des névralgies réflexes symptomatiques de l'orchiépididymite blennorrhagique est très-variable; elle oscille entre vingt-quatre heures au moins et plusieurs mois; aussi est-il très-difficile d'en fixer les limites d'une manière précise. Les irradiations sur les plexus lombo-sacrés sont beaucoup plus longues et plus tenaces que les irradiations sur les plexus du grand sympathique affectés au tube digestif et à ses annexes. Les phénomènes qui se rattachent à ces dernières ne dépassent pas en général quatre ou cinq jours; cependant j'ai vu quelquefois l'état nauséeux durer plus longtemps, et les vomissements se produire au déclin de la maladie locale.

Parmi les névralgies qui se développent dans la sphère de distribution des plexus lombaire et sacré, les névralgies lombo-abdominales sont celles qui se prolongent le plus longtemps, surtout si elles poussent une irradiation vers le testicule. Comme durée, après les névralgies lombo-abdominales, viennent les crurales supérieures et les fessières. Les irradiations lointaines sont en général très-éphémères.

G. — Envisagée dans la succession des crises douloureuses, la marche de ces sortes de névralgies est très-irrégulièrement paroxystique. Quelquefois cependant il se manifeste une sorte de périodicité qui n'a rien de fixe dans les différents cas, relativement aux heures de la journée, puisque l'accès a lieu le jour ou la nuit, tantôt le matin et tantôt le soir, etc.

Envisagée dans son ensemble, c'est-à-dire dès le début de la maladie jusqu'à sa terminaison, cette marche échappe à la division par périodes, elle a dans son allure quelque chose de brusque et de capricieux ; elle commence quelquefois inopinément et disparaît de même, sans que rien puisse faire prévoir ce résultat.

Quant à la terminaison, elle est toujours favorable ; et, si ces troubles réflexes de la sensibilité sont quelquefois fort douloureux, ils ne compromettent jamais sérieusement la santé générale. Relativement au testicule, ils ont l'inconvénient, lorsqu'ils se localisent sur lui, ce qui est rare, d'y *susciter des attaques de congestion* qui empêchent la glande de revenir rapidement à son état d'intégrité organique et fonctionnelle.

H. — Dans les cas où les phénomènes douloureux réflexes débutent avec l'orchi-épidydimite, croissent avec elle et paraissent étroitement subordonnés dans leur violence à l'intensité du processus inflammatoire, le traitement dirigé contre l'affection locale exerce sur eux une salutaire influence. J'ai vu ces sortes de douleurs diminuer peu à peu et même disparaître tout à fait, à mesure que quinze sangsues appliquées le long du cordon opéraient une énergique déplétion sanguine (obs. XVI).

La ponction de la tunique vaginale et l'évacuation de la petite quantité de sérosité qu'elle contient agissent surtout efficacement contre les douleurs locales, si vives lorsque cette séreuse est enflammée ; mais elles ne sont pas sans action sur les douleurs éloignées qui se calment quelquefois assez vite après cette petite opération (obs. XII).

Plus tard, lorsque les douleurs névralgiques réflexes se détachant pour ainsi dire de leur cause organique, semblent acquérir un certain degré d'indépendance, le traitement dirigé contre l'affection testiculaire a sur elles beaucoup moins de prise. C'est alors qu'il faudrait, s'il y avait lieu, attaquer directement la maladie réflexe dans ses foyers principaux, soit avec des narcotiques en fomentations ou en injections sous-cutanées, soit avec des révulsifs superficiels ; mais il est inutile d'insister sur ces moyens thérapeutiques dont on peut varier l'application de tant de manières, suivant les circonstances.

Je ne dirai qu'un mot de la réfrigération conseillée par M. Diday (1) contre l'élément douleur dans les orchi-épididymites. Quoique je ne puisse pas, en me fondant sur mon expérience personnelle, porter un jugement sur cette méthode, j'ai grande confiance dans les résultats obtenus par un aussi bon observateur.

« Sous la détermination d'états morbides divers, dit M. Diday, je range plusieurs états pathologiques, à cause et à formes variables, affectant divers points de l'appareil testiculaire, et dont l'élément douleur constitue le caractère dominant.

« Plus les symptômes de ce mal les rapprochent de la névralgie, et plus il est justiciable de la glace : telle est, à ce sujet, la proposition la plus certaine et la plus utile que je puisse formuler à l'entrée de ce chapitre nécessairement un peu confus, et pour justifier ma définition par une différence prochaine, selon le langage de l'école, je veux d'abord établir que tout ce qui est inflammatoire et non névralgie échappe au pouvoir de la glace. »

Dans les cas d'orchite grave traumatique ou spontanée, accompagnée d'une douleur vive et d'une réaction générale intense, Curling (2) recommande aussi l'application locale de la glace, mais seulement pendant les 24 ou 50 premières heures de la maladie. Ce traitement, d'après lui, a pour avantage de déterminer un soulagement rapide et complet de la douleur par l'engourdissement que produit le froid, et d'exercer en même temps une action antiphlogistique prononcée

Il y a longtemps, du reste, que cette méthode était appliquée, et dans des cas tout à fait semblables à ceux qu'indique M. Diday.

---

(1) P. Diday, *De l'emploi de la glace contre certaines affections de l'appareil testiculaire.* (*Annales de dermatologie et de syphiligraphie,* 1869, p. 187.)

(2) Curling, *Traité pratique des maladies du testicule, du cordon spermatique et du scrotum,* traduit et annoté par le professeur Gosselin. Paris 1857, p. 307.

Ainsi, dans le chapitre d'Astley Cooper (1) sur le *Testicule douloureux* (*irritabile testis*), *Névralgie du testicule*, je trouve (c'est un de ses malades qui parle) : « J'ai l'intention de faire une nouvelle application de sangsues ces jours prochains, et de la faire suivre de l'emploi de topiques réfrigérants... Une forte solution d'hydrochlorate d'ammoniaque avec de la glace a été employée ensuite et a échoué ; de sorte qu'après plusieurs alternatives d'améliorations et de rechutes, pendant quelques jours, j'en suis juste au même point qu'il y a dix ou douze mois... Quelque intense que fût la douleur dans le côté et dans la région lombaire droite, toujours elle a disparu lorsque le froid, appliqué sur l'anneau inguinal et sur la région pubienne droite, y a été entretenu pendant un court espace de temps, et après que le topique froid a été éloigné, il reste un soulagement remarquable, sinon complet, qui se prolonge pendant une heure et même au delà. » (Obs. CCLXXXVI.)

Quant au traitement général, il doit être tonique et reconstituant ; car presque tous les malades atteints d'orchi-épididymite sont *anémiques*.

Abordons, maintenant, la question pathogénique.

II.

Il est de toute évidence que ces névralgies ont pour cause initiale l'inflammation du testicule et de ses annexes. Mais il ne suffit pas de savoir que l'appareil testiculaire peut devenir un centre morbide d'où rayonnent des sympathies douloureuses ; il importe de pénétrer plus avant dans l'analyse de ces phénomènes et de rechercher : 1° quelle est la part respective que prend chacune des parties qui composent cet appareil, dans la mise en jeu de ces névralgies ;

---

(1) Astley Cooper, *OEuvres chirurgicales*, traduction française de MM. Chassaignac et Richelot. Paris 1837, p. 441.

2° par quel processus organo-pathologique et à quel moment de ce processus s'élabore l'impression morbide *incidente ou centripète*.

Disons d'abord que, dans un très-grand nombre de cas, la détermination blennorrhagique sur le testicule et ses annexes, quoique très-vive et généralisée, ne produit aucun phénomène de sensibilité réflexe. Les douleurs locales peuvent être horribles, arracher des cris aux malades, les priver de sommeil, les tenir dans un état continuel d'agitation, sans provoquer cependant des élancements névralgiques dans les principaux foyers dont j'ai tâché plus haut de fixer la position.

J'ai constaté la même absence de douleurs réflexes dans des variétés d'orchi-épididymites blennorrhagiques, avec prédominance inflammatoire très-intense soit sur le cordon, soit sur la vaginale, soit sur l'épididyme. Quant à l'orchite proprement dite, je suis moins absolu. Pourtant j'en ai vu de très-violentes qui, sauf le vomissement, n'ont déterminé aucune action réflexe ; l'une d'elles s'est même terminée par un abcès suivi de la fonte du testicule, mais les douleurs n'ont pas dépassé les limites de la région scrotale. Il me semble, du reste, qu'on fait des distinctions beaucoup trop subtiles entre l'épididymite et l'orchite ; il est très-rare que le testicule soit parfaitement intact quand l'épididyme est envahi. S'il n'est pas le siége d'un travail inflammatoire bien évident, il est toujours plus ou moins congestionné, comme le prouvent son augmentation de volume, sa sensibilité exagérée et une sorte de rénitence qui n'échappe pas si l'on étudie comparativement la consistance de l'organe sain et celle de l'organe malade.

Il est très-difficile de dire dans quelle mesure les différentes parties qui composent l'appareil testiculaire concourent chacune à la production des accidents réflexes, lorsqu'elles deviennent le siége d'une inflammation blennorrhagique. Ce qui ressort le plus nettement de mes observations, c'est que l'orchi-épididymite est la lésion fondamentale, celle qui ne fait jamais défaut. Dans un grand nombre de cas, les douleurs sympathiques s'éveillent sans que le cordon et la tunique vaginale soient envahis.

J'ai observé un malade chez qui le cordon devint le siége d'un phlegmon aigu terminé par suppuration, et il ne se développa cependant aucune douleur réflexe. C'était un homme âgé de 24 ans, entré le 14 avril 1869 dans mon service, salle 7, lit 5, qui avait contracté, trois semaines auparavant, une blennorrhagie aiguë et un chancre mou du filet, et qui, au quinzième jour de ces accidents, s'était aperçu d'un gonflement énorme avec rougeur du pubis et de la région inguinale droite. Le canal inguinal était occupé par une tumeur bien délimitée, deux fois grosse comme le pouce, dure, allongée dans le sens du cordon qu'elle englobait et suivait jusqu'à 1 ou 2 centimètres de la queue de l'épididyme. Toute la région du pubis était dure, rénitente et rouge. La tumeur inguino-scrotale était le siége de douleurs excessivement violentes qui arrachaient des cris au malade ; mais ces douleurs ne dépassaient pas les limites du gonflement, et à aucune période de la maladie il n'en est survenu dans les diverses branches des plexus lombaire et sacré. Le testicule, l'épididyme et la tunique vaginale étaient parfaitement sains. Ce phlegmon inguino-scrotal est entré en suppuration et n'est pas encore guéri (1er juin). Il était impossible qu'il n'y eût pas dans ce cas une compression très-forte des nerfs qui entrent dans la composition du cordon ; peut-être même le travail phlegmasique s'était-il propagé jusqu'à eux. Quoi qu'il en soit, les douleurs réflexes ne se sont pas produites.

Ce fait me rappelle que Volkmann (1) a été conduit par ses expériences à établir une grande différence entre les troncs nerveux et leurs extrémités périphériques sous le rapport de l'aptitude à déterminer des *mouvements réflexes*. Cette différence est tout en faveur

---

(1) Volkmann, *Uber Reflexbewegungen*. (MULLER'S ARCHIV. 1838.)

des extrémités périphériques. N'en est-il pas ainsi pour les *sensations réflexes?* Ce qui me porterait à répondre par l'affirmative, c'est la facilité avec laquelle l'inflammation qui se développe sur les larges surfaces où s'étalent les extrémités terminales des nerfs sensitifs, provoque les phénomènes de la sensibilité réflexe. Nous en avons des exemples dans les douleurs réflexes symptomatiques des pleurésies, dans quelques péritonites circonscrites du petit bassin, certaines métrites catarrhales, etc., et pour ne pas quitter notre sujet, dans les phénomènes douloureux qui accompagnent les injections irritantes de la tunique vaginale, à la suite de la ponction pour la cure de l'hydrocèle. Ces irradiations ont une telle analogie avec celles de l'orchiépididymite, qu'il est impossible de ne pas admettre que la vaginalite joue un rôle quelquefois considérable dans la production de ces dernières. Il est vrai que l'inflammation de la vaginale causée par les liquides irritants se propage très-facilement à l'épididyme, au cordon, au testicule, ou réveille d'anciennes lésions qui existaient à l'état latent dans ces organes, et dont l'hydrocèle n'était qu'une conséquence. Je viens de pratiquer l'opération de l'hydrocèle à un de mes malades, âgé de 27 ans, couché au n° 18 de la salle 6, qui avait dans la vaginale une énorme collection de liquide parfaitement transparent, survenue probablement à la suite d'une orchi-épididymite gauche depuis longtemps guérie. Eh bien, ce malade a été pris, une heure après l'injection de teinture d'iode coupée aux deux tiers avec de l'eau, de douleurs très-vives dans les reins, s'irradiant, en avant, des deux côtés vers l'ombilic sous forme de ceinture constrictive et accompagnées de coliques profondes. En même temps il a éprouvé des élancements dans toute la région crurale antérieure et une douleur très-vive dans le creux du jarret. Au bout de vingt-quatre heures, il a été tourmenté par des nausées non suivies de vomissements. Au bout de quarante-huit heures, tous ces phénomènes réflexes ont disparu. L'inflammation locale était très-violente; le cordon avait deux ou trois fois son volume normal. On ne pouvait pas distinguer nettement l'épididyme et le testicule au milieu de l'empâtement des tissus.

Ainsi je crois que, dans la pathogénie des névralgies réflexes symptomatiques d'une inflammation du testicule et de ses annexes, le premier rôle appartient à l'orchi-épididymite, le second à la vaginalite et le troisième à l'inflammation du cordon.

Mais dans cette inflammation de l'épididyme et du testicule, quelles sont les lésions, quelle est la phase de ces lésions qui paraissent avoir les rapports les plus étroits de causalité avec les phénomènes réflexes? L'anatomie pathologique ne peut malheureusement pas nous éclairer sur ce point. On sait que les éléments nerveux destinés au testicule ont le même mode de distribution que ses capillaires; qu'ils se divisent en tubes plus ou moïns larges, possèdent de la substance blanche nerveuse jusque dans leurs radicules les plus fines, présentent sur la surface externe de leur paroi un très-grand nombre de ganglions, traversent les canalicules spermatiques et se terminent dans leur intérieur par de petites masses protoplasmatiques où se perdent leurs extrémités. Ce mode de terminaison est, en somme, le même que celui qu'on observe dans les autres glandes. Pflüger, le premier, a démontré que les nerfs présidant à la sécrétion se terminent dans les cellules sécrétantes elles-mêmes, etc. Mais ces notions ne nous servent à rien pour juger la question qui nous occupe; car nous ne connaissons jusqu'ici aucune observation qui nous apprenne comment sont lésés ces éléments nerveux dans les orchi-épididymites.

Toujours est-il qu'ils le sont, soit que le processus pathologique se propage jusqu'à eux, soit que, restant intacts au milieu des tissus enflammés, ils souffrent par la compression que produit la turgescence inflammatoire ou l'organisation des produits plastiques. Il ne faut pas oublier, en effet, que les douleurs réflexes surviennent à toutes les phases du travail inflammatoire, et même plus souvent vers la période de déclin qu'à son début. Qu'en faut-il conclure? Rien de positif; car nous ne pouvons faire que des conjectures. *In-*

flammation ou compression des extrémités nerveuses du testicule :
telles sont les deux lésions qui, isolées ou réunies, contribuent probablement le plus à élaborer dans les diverses phases du processus
l'impression morbide qui donnera l'éveil aux phénomènes sympathiques.

Mon éminent maître, le professeur Gosselin (1), a établi par ses
belles recherches la fréquence des oblitérations de la queue de l'épididyme et la distension consécutive de son canal par le liquide séminal, dans les orchi-épididymites. Cette lésion modifie, à n'en pas
douter, la modalité fonctionnelle de l'organe. Or, quand une pareille
perturbation coïncide avec les désordres organiques que peut produire sur les nerfs l'inflammation à toutes ses périodes, n'est-il pas
logique de lui attribuer une part active dans l'élaboration de l'impression morbide, point de départ des phénomènes réflexes? A ceux
qui en douteraient, ne peut-on pas répondre par le fait suivant qu'a
observé M. Crampton (de Birmingham) (2)? L'individu dont il s'agit
avait eu à 18 ans une blennorrhagie compliquée d'orchite droite. Il
conservait un noyau dur à la queue de l'épididyme et ne pouvait co-
habiter avec sa femme à cause des douleurs excessives qu'il éprouvait
avant et pendant l'acte vénérien. A ce moment la tumeur grossissait
presque à vue d'œil et la douleur allait toujours en augmentant. On
essaya de le guérir, mais vainement, et sa femme prit le parti de fuir
avec un amant.

Les conditions de la circulation du sang dans le testicule et ses
annexes sont profondément troublées par le fait de l'orchi-épididymite : à son début, lorsque s'accomplit la turgescence vasculaire qui
précède l'exsudation des produits fibrineux, et plus tard, au moment
où ces produits, par suite d'une régression incomplète, s'organisent,
se rétractent et constituent ces noyaux durs et comme cartilagineux

---

(1) Archives génér. de méd., 4ᵉ série, t. XIV et XV.
(2) Curling, édition française de Gosselin.

dont la résorption se fait si lentement. Dans cette seconde phase de la maladie, il survient des phénomènes analogues à ceux qu'on observe dans les cirrhoses du foie et du poumon, c'est-à-dire une gêne de la circulation capillaire suivie d'une congestion mécanique secondaire; puis une diminution de l'aire circulatoire, avec atrophie consécutive des éléments actifs de l'organe, auxquels se substitue un tissu cellulaire de nouvelle formation.... Il me semble que cette sorte d'*ischémie* ne doit pas être sans influence sur le fonctionnement de l'appareil nerveux si riche destiné à cette glande. Peut-être pourrait-on expliquer par là l'apparition tardive des névralgies réflexes, à une époque où s'est éteinte l'activité initiale du processus inflammatoire?

Ce ne sont là que des hypothèses, je le répète. Et comment n'en pas faire quand on cherche à se rendre compte des faits? Au surplus, je fais bon marché des explications. C'est une sorte de satisfaction que l'esprit se doit à lui-même. Elles peuvent varier, mais les faits restent. Or tous ceux que nous avons rapportés prouvent d'une manière irréfragable que dans certaines inflammations du testicule il se produit une impression morbide qui ne *se transporte pas en nature* sur les nerfs plus ou moins éloignés de l'organe malade, mais qui *se réfléchit* sur eux par l'intermédiaire des centres nerveux.

III.

N'existe-t-il, dans l'état général de l'économie, chez les individus atteints d'orchi-épididymite blennorrhagique, aucune condition constitutionnelle, de nature à favoriser les désordres de la sensibilité dus à l'action réflexe?

J'ai recherché avec soin si mes malades ne présentaient aucun antécédent, ou aucun symptôme actuel d'origine rhumatismale. En agissant ainsi, j'avais un double but : d'abord je voulais savoir si, entre le catarrhe uréthral spécifique et l'orchite, il n'existait pas une prédisposition rhumatismale héréditaire, ou constituée par le fait même de la blennorrhagie, capable de servir d'intermédiaire entre les deux et d'entrer comme élément dans l'étiologie de la complication testiculaire. En second lieu je désirais m'assurer qu'aucune influence arthitrique ne tenait sous sa dépendance les névralgies que j'attribue à une action réflexe.

Dans un très-remarquable travail sur *l'orchite rhumatismale*, M. le professeur Bouisson, de Montpellier (1), après avoir décrit les douleurs symptomatiques de la forme chronique, porte sur leur pathogénie une appréciation qui diffère de la mienne : « Les douleurs, dit-il, que les malades accusent dans le trajet du cordon et dans les lombes dépendent beaucoup moins du tiraillement éprouvé dans ces

---

(1) Bouisson, *Considérations cliniques sur l'orchite rhumatismale*, Montpellier médical, 1860, t. IV.

Voici comment M. Bouisson décrit les douleurs qui appartiennent à l'orchite rhumatismale chronique :

« Le malade éprouve, soit dans le corps de l'organe séminal, soit dans l'épididyme, des douleurs habituellement modérées, pongitives; le plus souvent spontanées et d'une intensité inégale. Bien que la marche et la station debout les rendent plus appréciables, elles sont loin d'être aussi subordonnées à cette influence que les orchites inflammatoires avec augmentation du poids de l'organe. La position horizontale ne soulage que médiocrement le malade qui, même parfois, les ressent plus vivement le soir ou la nuit. Ces douleurs s'accroissent sous l'influence des vicissitudes atmosphériques, spécialement du froid ou de l'humidité; elles s'irradient fréquemment dans le trajet du cordon et revêtent la forme névralgique. Au reste, la névralgie iléo-scrotale, qui procède elle-même souvent de la diathèse rhumatismale, complique souvent le rhumatisme testiculaire. Il est très-commun de voir ces douleurs coexister ou montrer des alternatives d'apparition avec des sensations morbides de même nature dans les lombes, le col de la vessie ou l'extrémité inférieure du rectum. Chez certains malades, les douleurs rhumatismales du testicule sont presque continuelles et très-agaçantes; d'autres ne les éprouvent qu'à de longs intervalles ou pendant la saison d'hiver; tantôt un seul testicule est le siége de la sensation douloureuse; tantôt les deux testicules sont simultanément affectés, ou ils alternent comme siége des impressions morbides. » (P. 336, 337.)

parties sous l'influence de l'augmentation du poids du testicule que de la propagation de la douleur rhumatismale elle-même sous forme de névralgie. » (P. 337).

Il n'est point question, comme on le voit par cette citation, de névralgies sympathiques. A la rigueur on pourrait se passer de l'action réflexe pour les expliquer dans les faits rapportés par M. Bouisson, puisqu'il existait chez ses malades une diathèse rhumatismale incontestable.

Néanmoins je suis disposé à croire, malgré l'autorité de ce savant professeur, que là, comme dans toutes les orchi-épididymites, de quelque nature qu'elles soient, l'action réflexe joue le principal rôle dans la production des phénomènes névralgiques.

Quoi qu'il en soit, chez mes malades ces phénomènes n'avaient aucune teinte rhumatismale; mais il existait chez presque tous un état anémique très-prononcé sur lequel je désire appeler l'attention, bien qu'il ne me paraisse pas favoriser beaucoup l'apparition des névralgies dont je m'occupe.

La question de l'*anémie dans la blennorrhagie* vaut la peine qu'on lui donne quelques développements.

Je ne parle pas, bien entendu, de cette anémie artificiellement provoquée par les nombreuses circonstances pathogéniques dont la blennorrhagie n'est que l'occasion. Que la dyspepsie gastro-intestinale et les superpurgations consécutives à l'administration des antiblennorrhagiques; que les rigueurs du régime, les bains répétés, les insomnies; que les antiphlogistiques sous toutes leurs formes, spoliations séreuses et sanguines, etc.; surtout que la mélancolie vraiment morbide qui s'empare de certains esprits, appauvrissent le sang et débilitent tout l'organisme; rien n'est plus commun et en même temps rien n'est plus facile à comprendre. Mais un état anémique, indépendant de toutes les conditions étiologiques secondaires et accessoires, et se rattachant bien positivement, d'une façon immédiate, directe, à l'uréthrite blennorrhagique dégagée de toute complication, chez des sujets qui n'ont aucun état constitutionnel morbide, et dont le cerveau rassis n'est pas bouleversé par de sombres pressentiments, voilà ce qui est rare. J'ai cherché avec soin de pareils cas, et je n'en ai pas encore trouvé, ce qui ne veut pas dire qu'il n'y en a pas. Toutefois, jusqu'à plus ample informé, je partage l'opinion des observateurs qui n'attribuent au catarrhe spécifique de l'urèthre qu'une *influence anémiante indirecte*.

Il n'en est plus ainsi du moment que la blennorrhagie se complique. Or, parmi ces complications, *l'inflammation du testicule ou de ses annexes me paraît posséder à un degré remarquable la propriété de diminuer rapidement la quantité des globules rouges du sang*. Presque tous les malades que j'ai soignés pour des orchites présentaient plus ou moins les signes extérieurs et les troubles fonctionnels de l'anémie : teinte pâle et plombée de la peau, décoloration des muqueuses, yeux cernés, regard languissant, affaissement des traits, langueur des fonctions digestives, inaptitude au travail, bruit de souffle systolique à la base du cœur, bruits continus et avec redoublement dans les vaisseaux de la base du cou. Autant que j'ai pu m'en assurer par l'interrogation, cet ensemble de phénomènes ne s'était manifesté que depuis l'époque où la détermination inflammatoire s'était produite sur le testicule. On ne pouvait les rattacher ni à la fièvre qui accompagne quelquefois le début de la maladie, ni à une médication débilitante antérieure dirigée soit contre le catarrhe blennorrhagique, soit contre l'inflammation du testicule. Dans quelques cas, cette anémie produite par le seul fait de l'orchite ou de l'épididymite était si prononcée que j'ai reculé devant une application de sangsues, qu'indiquait la violence de l'état inflammatoire local. On pourrait objecter que les malades qui viennent à la consultation ou dans les salles de l'hôpital du Midi sont déjà, la plupart, atteints d'orchi-épididymite au moment où le médecin les voit pour la première fois, et qu'il lui est par conséquent difficile de démêler la

part respective qu'ont prise, dans la production de l'anémie, la blennorrhagie, d'une part, et sa complication testiculaire, de l'autre. Je
répondrai que dans quelques cas, peu nombreux il est vrai, *j'ai vu
l'anémie se développer sous mes yeux* chez des malades que je soi-
gnais pour une blennorrhagie qui n'avait point altéré la composition
du sang, du moins en apparence, avant l'invasion de l'orchi-épididymite.

*L'aptitude des malades à devenir anémiques sous l'influence de
l'orchi-épididymite m'a paru varier avec l'âge : elle est d'autant plus
grande que les sujets sont moins âgés.* Il n'y a dans ce fait rien qui
doive surprendre. Chez l'homme, en effet, comme chez la femme,
les maladies de l'appareil génital produisent dans toute l'économie,
au moment de la puberté, une perturbation plus profonde et plus
étendue qu'à toute autre époque de la vie. L'organisme est en pleine
évolution; il n'a pas encore atteint son entier développement
ni cette stabilité d'équilibre qu'il aura plus tard. La suractivité qu'il
déploie pour créer une fonction nouvelle le met en état de sympathie plus directe et plus sensible avec cette fonction ; de sorte que
toute impression morbide qui la trouble, possède alors un pouvoir
d'imprégnation et de diffusion qui s'affaiblira dans l'âge mûr.

Chaque organe malade exerce sur les fonctions élémentaires de la
nutrition, et en particulier sur l'hématopoïèse, une influence qui lui
est propre et qui varie dans de larges limites. Comparez, au point
de vue de leur aptitude à produire l'anémie, l'*ovaire* et le *cerveau*,
par exemple? Tous ceux qui ont étudié les maladies des femmes,
ne savent-ils pas que l'inflammation de l'ovaire et de ses annexes
diminue très-rapidement les globules rouges du sang? Eh bien! c'est
une fâcheuse propriété que possède aussi le testicule lorsqu'il est
enflammé. Les analogies morbigènes ne sont-elles pas du reste une
conséquence naturelle des analogies organiques et fonctionnelles?

J'ajoute qu'il existe entre l'orchite et l'ovarite des analogies symptomatiques très-remarquables. De toutes les parties de l'appareil

génital de la femme, l'ovaire est celle qui irradie le plus de sympathies. Son inflammation donne lieu à des douleurs névralgiques réflexes exactement semblables à celles que je décris. Qu'on en juge par la citation suivante tirée du livre d'Aran (1). « Il est rare, dit mon regretté maître, que la sensation douloureuse reste fixée dans la fosse iliaque ; de temps en temps, parfois aussi d'une manière continue, elle irradie dans diverses directions. Tantôt en avant vers l'hypogastre, tantôt en arrière vers la région lombo-sacrée, sur le trajet des nerfs correspondants ; tantôt enfin, *et le plus généralement,* le long de la cuisse ; quelquefois jusqu'au genou. Rarement jusque dans le mollet, suivant la direction des rameaux cutanés du nerf crural et du nerf saphène interne. Cette sensation douloureuse s'accompagne très-souvent d'une sensation d'engourdissement, d'appesantissement du membre correspondant, sans paralysie proprement dite, dans certains cas avec refroidissement appréciable au toucher. »

Chez la femme, les maladies de l'appareil génital interne sont beaucoup plus souvent compliquées de phénomènes nerveux que chez l'homme. Et, pour ne parler que des douleurs, combien de personnes, atteintes de maladies utérines, ne se plaignent-elles pas de rachialgies, d'élancements sur le trajet des nerfs lombo-abdominaux, des nerfs crural et grand sciatique, sans compter les troubles dyspeptiques qui constituent une des manifestations symptomatiques les plus communes de ces affections ! Il y a longtemps qu'un observateur d'une grande sagacité, M. le docteur Bassereau (2), a signalé les rapports de causalité qui existent entre les maladies utéro-ovariques et les névralgies intercostales, jugeant avec raison que ces dernières n'étaient, la plupart du temps, que l'effet d'une sympathie

---

(1) Aran. *Leçons cliniques sur les maladies de l'utérus et de ses annexes,* p. 589 et 590.

(2) Bassereau, *Essai sur la névralgie des nerfs intercostaux* (Thèses de Paris), 1840.

directe, dont la matrice ou ses annexes étaient le point de départ. Habituellement la névralgie lombo-abdominale coïncide avec la névralgie intercostale et la précède dans les maladies utérines. Un phénomène symptomatique qui lui est aussi presque toujours associé, c'est la dyspepsie. On a vu également que chez quelques-uns de nos malades, les irradiations réflexes se sont étendues jusqu'au scapulum et aux parois thoraciques. Mais c'est surtout la névralgie lombo-abdominale qui prédomine parmi les troubles de la sensibilité réflexe qu'excitent les maladies fonctionnelles ou organiques de l'appareil génital interne. Beau est un des médecins qui ont le plus contribué à mettre en lumière ce rapport de dépendance entre l'affection douloureuse des nerfs lombo-abdominaux et les maladies de l'utérus, rapport tel qu'il serait rare, d'après lui, de trouver, chez les femmes, la première en l'absence des secondes. Un de ses élèves, aujourd'hui le professeur Axenfeld, écrivit, sous l'inspiration de son maître, un excellent article sur ce sujet (1). Plus tard, cette manière de voir a été confirmée par les recherches du docteur Neucourt (2) sur la névralgie lombo-sacrée. En dépouillant vingt observations de névralgie lombaire sous ses diverses formes, il a trouvé quinze personnes du sexe féminin et cinq seulement du sexe masculin. Les femmes étaient presque toutes atteintes d'une affection de l'utérus ou de ses annexes; quant aux hommes, ils n'éprouvaient de douleurs que dans quelques-uns des nerfs génito-urinaires. Chez l'un d'eux, âgé de 25 ans, il existait une relation non douteuse entre les douleurs irradiantes et le testicule; car c'est à la suite d'une blennorrhagie contractée un an auparavant, devenue chronique et réduite depuis quelque temps à l'état

---

(1) Axenfeld, *Des névralgies lombo-abdominales considérées comme symptomatiques des affections de l'utérus.* (Union médicale, 1850, p. 193.)

(2) Neucourt, *Névralgie des plexus lombaire et sacré.* (Archives générales de médecine, 1858, n° 2.)

de suintement presque insignifiant, que se produisit l'affection douloureuse. Chaque fois que le malade se livrait au coït, mais surtout
si l'acte était répété plusieurs fois, il survenait un gonflement du
testicule gauche avec douleur très-intense, retentissant le long du
cordon, dans l'aine, la cuisse, le genou, le mollet, remontant parfois
dans la poitrine et la tête du côté malade. Ce gonflement du testicule
me paraît suspect. N'existait-il pas antérieurement quelque noyau
d'induration, conséquence d'une ancienne épididymite? L'observation est muette sur ce point (obs. XI).

Chez les femmes, l'opportunité des maladies nerveuses, qui tient à
leur tempérament originel, est souvent accrue soit par les conditions antihygiéniques d'une vie artificielle, soit par des états morbides chroniques ou des maladies constitutionnelles. Il en résulte
que les sympathies sont plus vives, plus facilement excitées, et que les
phénomènes douloureux qu'elles produisent se présentent avec un
caractère d'intensité, de persistance et de généralisation qu'on n'observe que très-rarement chez l'homme. D'un autre côté, l'appareil
génital de la femme ayant une organisation beaucoup plus complexe
et des fonctions bien plus importantes à remplir que celui de l'homme,
il est tout naturel que les irradiations morbides dont il est le foyer
soient plus étendues, plus profondes et d'une portée pathologique
plus sérieuse que chez l'homme. C'est ce qui fait qu'elles ont été
beaucoup plus remarquées et mieux décrites. Mais au fond, dans les
deux sexes, ces *actions réflexes*, *à foyer génital*, ont une analogie
ou plutôt une similitude parfaites. Il n'y a de différences entre elles
que dans le nombre, la durée, la fréquence, la gravité et l'étendue
des phénomènes qu'elles suscitent.

Or, s'il en est ainsi, comment se fait-il que les auteurs qui ont
traité des névralgies, en général et en particulier, n'aient pas même
mentionné l'orchite parmi les causes des affections douloureuses des
nerfs lombo-abdominaux, crural et grand sciatique, pour ne citer
que les branches principales des plexus lombaire et sacré? Ni mon

regretté maître, le professeur Grisolle (1), ni le docteur Neucourt (2), ni le professeur Axenfeld (3), ne parlent de l'inflammation du testicule parmi les causes des névralgies lombo-abdominale, crurale et sciatique.

Mais si l'on n'a fait jouer jusqu'ici aucun rôle à cette affection dans la pathogénie des névralgies des plexus lombaire et sacré, en revanche, on l'a considérée comme une des *conséquences de la névralgie lombo-abdominale*, comme *un effet* de la perturbation que fait naître la douleur dans l'appareil vasculaire du testicule, par l'intermédiaire des nerfs vaso-moteurs.

IV.

Laissant de côté, pour un moment, l'origine blennorrhagique de l'orchi-épididymite, si évidente dans toutes nos observations, occupons-nous de l'état organique du testicule dans l'affection décrite sous le nom de *névralgie du testicule*, de *testicule irritabile* (4). La question vaut la peine qu'on l'étudie.

La *névralgie du testicule* est-elle une affection essentielle, c'est-à-dire sans lésion matérielle appréciable de l'organe malade? Si l'on s'en rapporte à l'autorité d'hommes tels qu'Astley Cooper, Chaussier, Curling, etc., il faut répondre par l'affirmative. Oui, dans quelques cas, l'examen du testicule après son ablation, et la dissection des nerfs du

---

(1) Grisolle, *Pathologie interne*, t. II.
(2) Neucourt, *loc. cit.*
(3) Axenfeld, *Traité des maladies nerveuses*.
(4) Je suis entièrement de l'avis de Grisolle et du professeur Gosselin, qui ne comprennent pas pourquoi les auteurs anglais, et Curling entre autres, ont décrit comme deux affections distinctes, le *testicule douloureux* et la *névralgie du testicule*. Ces deux affections n'en font qu'une.

cordon n'ont fait découvrir aucune lésion capable d'expliquer les douleurs. Dans le fait de Romberg, cité par Curling, le testicule enlevé ne différait en aucune façon du testicule normal, sauf la dilatation de quelques vaisseaux. Cependant, le malade avait été en proie à de telles douleurs qu'il avait désiré la castration; elle ne lui servit pas à grand'chose, puisque, huit jours après, la douleur reparaissait dans l'autre testicule. C'est là, je le reconnais, l'exemple peut-être le plus probant du *caractère essentiel* de la névralgie testiculaire.

Mais pour un cas, combien d'autres où l'affection névralgique trouve, sinon sa cause absolue, du moins son point de départ dans une lésion de l'appareil testiculaire! Ainsi, sur trois cas de névralgie testiculaire où Astley Cooper eut recours à la castration, dans un il y avait coïncidence de varicocèle, et dans les deux autres une orchite. M. Stanley pratiqua la castration chez un jeune homme de 20 ans qui souffrait depuis dix ans d'une névralgie du testicule consécutive à une orchite traumatique; les surfaces de la vaginale épaissie étaient adhérentes, et l'épididyme avait subi la transformation fibreuse.

Dans cinq cas de névralgie testiculaire observés par le professeur Gosselin, la douleur coïncidait chez un des sujets avec un noyau persistant à la suite d'une épididymite blennorrhagique; chez un autre, avec un testicule atrophié et induré, et chez un troisième, avec des adhérences probables de la vaginale, consécutives à une hydrocèle traitée par l'injection iodée; chez deux autres, avec une tuméfaction et une induration de la queue de l'épididyme se produisant à chaque accès. « Il est résulté pour moi, dit le professeur Gosselin, de l'observation très-attentive de ces faits, qu'à part celle qui accompagne la colique néphrétique, la névralgie testiculaire est analogue en cela à beaucoup de névralgies faciales qui ont leur point de départ dans une altération des dents ou même de l'intérieur de l'œil, analogue encore à ces névralgies pelviennes et iléo-lombaires qui sont occasionnées par les inflammations de l'utérus; que la névralgie testiculaire, dis-je, coïncidait presque toujours avec un certain degré d'inflammation (1). »

Ainsi s'évanouit peu à peu, à mesure qu'on observe plus rigoureusement, l'essentialité des névralgies. Le *testicule douloureux* n'est-il pas, en effet, dans l'immense majorité des cas, le résultat d'une dilatation variqueuse des veines du cordon, ou d'une lésion traumatique, blennorrhagique, rhumatismale, qui a provoqué, soit dans la tunique vaginale, soit dans l'épididyme, le testicule ou le cordon, un de ces processus encore mal définis, d'où résultent des douleurs locales ou des impressions réfléchies par les centres nerveux sous forme de névralgies réflexes. En un mot, et c'est là que je voulais en venir, le *testicule douloureux*, la *névralgie du testicule* n'est qu'une affection inflammatoire localisée dans une des parties de l'appareil testiculaire, devenue chronique et inaperçue, mais qui, à un moment donné, se complique de névralgies réflexes. Valleix avait parfaitement raison, selon moi, de rattacher à la névralgie lombo-abdominale l'affection qui nous occupe ; mais il ne se rendait pas compte de sa pathogénie ; et, comme presque tous ceux qui ont écrit sur les névralgies lombo-abdominales chez l'homme, il ne voyait que la douleur et son point d'arrivée, mais nullement son point de départ, sa cause organique et sa nature réflexe.

Entre les orchi-épididymites douloureuses que j'ai décrites et la névralgie testiculaire, il y a donc une ressemblance fondamentale qui justifiera, je l'espère, les détails que je viens de donner sur cette dernière affection.

L'observation suivante, que j'emprunte à M. Marotte, en la résumant, complétera ce que j'ai à dire sur ce sujet, et me servira de transition pour étudier un autre point de l'histoire des orchi-épididymites et du testicule douloureux.

---

(1) Curling, *Traité pratique des maladies du testicule*. Note du professeur Gosselin, p. 449.

Il s'agit d'un jeune homme âgé de 25 ans, d'un tempérament nerveux, mais vigoureusement constitué, qui, à la suite d'une blennorrhagie réduite à un simple suintement, éprouva les accidents suivants :

Un jour (premier jour), 9 novembre, vers six heures du matin, après un malaise général et de légers frissons, M. B... ressentit des douleurs très-intenses qui, remontant le long du cordon, envahissaient le testicule gauche, lequel dépassait à peine en volume le testicule sain. Sensation marquée d'engourdissement dans la cuisse correspondante ; douleur vive au toucher dans l'épididyme sur le trajet du cordon, au niveau de l'orifice supérieur du canal inguinal, au milieu de la crête de l'os des îles, dans la région lombaire. Point douloureux très-sensible au quart inférieur et externe de la cuisse. Eclairs de douleurs arrachant des cris au malade, et partant du foyer testiculaire. Gonflement du testicule peu en rapport avec l'intensité de la douleur. Mouvement fébrile.

Deuxième jour : gonflement du testicule, surtout à l'épididyme, comme dans l'orchite blennorrhagique, peau du scrotum rouge et tendue ; un peu de liquide dans la tunique vaginale, mouvement fébrile plus marqué. Insomnie et douleurs très-vives.

Du cinquième au onzième jour (14-20 novembre), testicule diminué des quatre cinquièmes, l'excès de volume portant presque en totalité sur l'épididyme ; plus d'élancements ; retour de l'appétit et du sommeil. Encore de la douleur à l'orifice supérieur du canal inguinal et à la partie inférieure de la cuisse.

Onzième jour (20 novembre), douleurs subites vers deux heures de l'après-midi ; quelques frissons ; mouvement fébrile ; anxiété et agitation extrêmes. Rien de changé dans l'état local qui était le même que le matin, si ce n'est une sensibilité plus vive du testicule.

Le lendemain, tous les symptômes de l'orchite avaient reparu aussi intenses que dans l'attaque précédente. Cette seconde crise fut semblable à la première, mais moins longue.

Vingt et unième jour (1er décembre), nouvelle attaque de douleurs survenue brusquement à deux heures de l'après-midi. Moins intense que la seconde, elle ne dura que trois jours.

Le 12 décembre (trente-troisième jour), la résolution de l'inflammation testiculaire était complète.

Je pense que le lecteur sera frappé comme moi de la similitude qui existe entre cette observation et celles que j'ai relatées. Chez un individu atteint de blennorrhagie se manifestent, au déclin de l'écoulement, des douleurs lombo-abdomino-crurales et une orchi-épididymite bien franche, avec vaginalite, œdème et rougeur du scrotum. Trois attaques névralgiques se répètent pendant la durée de cette complication qui n'entre définitivement en résolution que du vingt-cinquième au trente-troisième jour. N'est-ce pas là un exemple remarquable de névralgie réflexe, symptomatique d'une orchi-épididymite blennorrhagique? Est-il possible de donner, de ce cas, une autre interprétation? Oui; et c'est ce qu'a fait M. Marotte qui intitule son observation : *Névralgie iléo-scrotale du côté gauche, compliquée d'orchite symptomatique; trois accès séparés les uns des autres par un intervalle exact de onze jours* (1).

J'admets bien qu'une névralgie violente iléo-scrotale puisse produire momentanément une congestion de l'épididyme et du testicule. Dans quelques-unes de mes observations (I et XII), on a vu que

---

(1) Marotte, *Société médicale des hôpitaux*, séance du 26 février 1851. UNION MÉDICALE, 1851, p. 155.

« Cette irruption, dit M. Marotte, si inopinée, si brusque des signes appartenant en propre à la névralgie, alors que l'orchite était en pleine résolution, modifia ma manière de voir sur le rôle trop secondaire que j'avais assigné à la névralgie. En comparant les circonstances et surtout le début de la première attaque avec la scène qui se déroulait sous mes yeux, il devenait très-probable que l'orchite n'était que le résultat d'une fluxion sanguine placée sous la dépendance immédiate de l'influx nerveux, et que la blennorrhagie n'avait tout au plus joué que le rôle de cause prédisposante. D'ailleurs, l'existence d'un mouvement fébrile n'est point incompatible avec celle d'une névralgie, et dans les deux attaques il avait été antérieur au développement des signes anatomiques de l'orchite. »

les attaques étaient suivies d'une recrudescence des phénomènes locaux de l'inflammation. Un des malades d'Astley Cooper (1) (observation XXXVIII) éprouvait à chaque accès, en même temps qu'une douleur au testicule, une tuméfaction considérable de la glande, une sorte de pléthore sanguine et spermatique que le coït avait la propriété de diminuer, etc. Ces phénomènes de turgescence vasculaire rentrent dans la grande catégorie des effets consécutifs aux désordres de l'innervation vaso-motrice, désordres qui coïncident très-fréquemment avec les troubles de la sensibilité (2). Les admirables travaux de Claude Bernard ont donné à ces faits leur véritable interprétation physiologique.

Mais quand on étudie dans les diverses régions de l'organisme la marche et les caractères de ces processus symptomatiques des douleurs névralgiques, on ne tarde pas à se convaincre qu'ils restent confinés, la plupart, dans les limites d'un simple mouvement vasculaire, et que ce mouvement vasculaire ne va pas jusqu'aux exsu-

---

(1) Astley Cooper, *OEuvres chirurgicales*, p. 447.

(2) Voyez l'excellent mémoire du docteur Notta sur les lésions fonctionnelles qui sont sous la dépendance des névralgies (Archiv. gén. de médedine, 1854). Le docteur Notta donne son adhésion à la manière de voir de M. Marotte ; et quoiqu'il mette en tête du paragraphe où il cite les commentaires de ce dernier médecin, *Orchite névralgique*, il semble croire que l'orchite est subordonnée à la névralgie.

Dans ce mémoire du docteur Notta, on trouve un cas très-intéressant de névralgie iléo-scrotale consécutive à un effort. Le testicule, l'épididyme et le cordon étaient et sont restés sains. Depuis cinq ou six ans, le malade n'avait presque plus d'érections ni de rapports sexuels (une fois ou deux au plus par mois) ; mais avec la névralgie les érections lui revinrent et des désirs presque continuels qu'il était obligé de satisfaire une ou deux fois par jour avec une sensation de plaisir beaucoup plus vive qu'autrefois, mais au prix d'une recrudescence des irradiations douloureuses. La miction était aussi plus fréquente.

Voyez aussi Axenfeld, *Traité des névroses*. — Cahen, *Des névroses vaso-motrices* (Archiv. génér. de médecine, 1863).

dats plastiques ni jusqu'à la prolifération inflammatoire des cellules. Qu'à la longue, la congestion nerveuse, à force de se répéter, modifie la nutrion des tissus, c'est ce qui n'est pas douteux. Mais voudrait-on comparer à l'inflammation aiguë, vraie et complète ce processus lent d'irritation nutritive ? Tout au plus, dans ses formes les plus morbides et les plus accentuées, se rapproche-t-il des hyperémies pseudo-inflammatoires, éternisées par un vice constitutionnel ou un état cachectique.

Aussi m'est-il impossible d'admettre, dans le cas de M. Marotte, qu'une inflammation du testicule tout à fait semblable à l'orchite ordinaire compliquée de vaginalite, d'œdème et de rougeur, ait été consécutive à une névralgie lombo-abdominale. N'oubliez pas que le sujet était blennorrhagique. D'ailleurs, cette névralgie, d'où viendrait-elle, et à propos de quoi?

Si l'on excepte le varicocèle, qui provoque parfois des névralgies si violentes et si intolérables que le patient lui-même demande la castration, la plupart des maladies organiques du testicule et de ses annexes ne donnent pas lieu à des douleurs réflexes.

C'est à peine si les auteurs signalent un malaise lombaire dans l'*affection syphilitique du testicule et de l'épididyme*, qui, pendant toute sa durée, a pour caractère d'être à peine douloureuse (1). Il en est de

---

(1) Je viens d'observer un cas très-curieux d'*orchite chronique*, sur la nature de laquelle je suis loin d'être édifié. Quoi qu'il en soit, elle mérite de trouver place ici à cause de l'*absence des douleurs locales* et de l'*intensité des irradiations névralgiques réflexes*.

M. Eugène M..., ajusteur, âgé de 29 ans, est entré le 8 janvier 1870 dans mon service à l'hôpital du Midi, salle 6, n° 21. Sa santé générale a toujours été bonne ; il est marié depuis huit ans et a eu trois enfants bien portants, dont le dernier est âgé de 3 ans. On ne découvre dans ses antécédents aucune manifestation syphilitique, bien qu'il ait eu, à l'âge de 18 ans, des chancres qu'il qualifie de chancres volants,

Au mois d'avril 1869, il commença à souffrir, sans cause appréciable, de douleurs de reins, et il s'aperçut que le testicule gauche était plus volumineux que celui du côté opposé et descendait très-bas. La tumeur

même de l'affection tuberculeuse de ces organes. Dans les deux observations de *squirrhe du testicule*, rapportées par M. Curling, les malades

---

augmenta peu à peu de volume, jusqu'à atteindre la grosseur d'une
orange de moyenne dimension ; néanmoins elle ne fut jamais douloureuse ni spontanément ni à la pression. Mais les douleurs rénales persistaient avec des exacerbations irrégulières provoquées surtout par
l'impression du froid.

Vers le commencement de l'hiver, c'est-à-dire en novembre 1869,
la rachialgie a augmenté beaucoup de violence ; en outre sont survenues des irradiations névralgiques excessivement douloureuses, surtout pendant la nuit, parcourant toute la face antéro-externe de la
cuisse jusqu'à la rotule, et causant un affaiblissement du membre correspondant tel qu'il en est résulté une claudication permanente.

Cet état de souffrance et d'asthénie musculaire existait depuis deux
mois, sans aucun changement appréciable, quand je vis le malade pour
la première fois. Il m'affirma que jamais il n'avait eu d'écoulement
blennorrhagique ni d'accidents pouvant se rattacher à la syphilis. Le
testicule gauche qui avait le volume sus-indiqué était dur, lourd, pyriforme, très-peu bosselé à sa surface, ne formant qu'une seule masse
homogène avec l'épididyme dont il n'était séparé par aucune ligne de
démarcation. Il n'existait pas trace de varicocèle ; le cordon avait conservé toute sa souplesse ; le scrotum et la vaginale étaient intacts. On
pouvait presser fortement la tumeur dans tous les sens sans provoquer
aucune douleur, même celle qui se manifeste en pareil cas dans un
testicule sain. Le malade ne marchait qu'en boitant ; il éprouvait de
violentes irradiations névralgiques dans toute la partie antérieure de
la cuisse et une rachialgie continue. Pendant la nuit les douleurs réflexes étaient beaucoup plus cruelles que dans la journée. La santé générale était bonne. Il n'existait aucune manifestation syphilitique.

Cependant, comme la tumeur avait tous les caractères du sarcocèle
que produit quelquefois la syphilis, je donnai de fortes doses d'iodure
de potassium. Ce traitement fut suivi pendant un mois environ sans
aucun résultat.

Le 4 février, lorsque ce malade sortit de mon service, il lui était
impossible de rester debout un quart d'heure. Il était continuellement
tourmenté par les douleurs réflexes lombo-crurales qui rendaient la
marche très-difficile. Quant à la tumeur, elle était toujours dans le
même état : homogène, lourde, dure, pyriforme, indolente et roulant
librement dans la tunique vaginale.

éprouvaient des douleurs intolérables, intermittentes et principalement nocturnes. La rachialgie est très-commune dans le cancer encéphaloïde du testicule; mais elle n'est pas toujours sympathique comme dans l'orchite. Elle provient, ainsi que les douleurs irradiantes qui partent de ce foyer, de l'envahissement des ganglions lombaires par la matière cancéreuse, et de la pression qu'ils exercent sur les branches du plexus lombaire. Les *kystes et les tumeurs fibreuses du testicule* sont habituellement indolents, à toutes les périodes de leur développement.

Il y a *plusieurs espèces d'orchites;* celle de cause blennorrhagique est incomparablement la plus fréquente et la mieux étudiée. Sans nier que les autres, dont j'ai observé très-peu de cas, puissent produire des névralgies réflexes, je suis porté à croire que l'*orchi-épididymite blennorrhagique* possède cette aptitude à un bien plus haut degré. En seconde ligne viendrait l'inflammation du testicule d'*origine rhumatismale;* M. Bouisson, comme on l'a vu plus haut, a signalé des phénomènes névralgiques dans la forme chronique. J'ignore si l'on a observé dans l'*orchite traumatique* des irradiations douloureuses semblables à celles que j'ai décrites? Les auteurs qui ont étudié l'*orchite métastatique des oreillons* s'accordent à dire que les troubles de la sensibilité y sont beaucoup moins prononcés que dans les engorgements franchement inflammatoires. Dans l'*orchite varioleuse* dont Béraud (1) a donné une très-bonne description, la douleur locale est quelquefois très-vive, surtout dans la troisième variété où l'on trouve tout à la fois la vaginalite et le dépôt plastique vers la queue de l'épididyme : « Quel que soit le point que l'on touche, on éveille des douleurs considérables qui se propagent jusque vers les flancs, et qui font pleurer les malades. » C'est là la seule irradiation signalée par l'auteur.

---

(1) ARCHIVES GÉNÉR. DE MÉD., 1859, vol. I.

La spécificité que l'orchi-épididymite blennorrhagique tient de sa cause semblerait donc lui faire jouer un rôle dans la pathogénie des douleurs réflexes. Mais, qu'on ne l'oublie pas, ce n'est là qu'une présomption.

V.

Isolés au milieu des bourses par la tunique vaginale, l'épididyme et le testicule reçoivent leurs nerfs de deux sources : du plexus qui accompagne l'artère spermatique, et du plexus qui embrasse le canal déférent. Il entre aussi dans la composition du cordon spermatique une branche nerveuse provenant du nerf génito-crural. Sur les parois de la vaginale pariétale rampent les divisions terminales des rameaux que la branche abdomino-génitale supérieure et la branche abdomino-génitale inférieure fournissent aux enveloppes de l'appareil testiculaire. Les nerfs du plexus spermatique pénètrent seuls dans le testicule; les nerfs du plexus affecté aux vésicules séminales et au canal déférent se prolongent jusqu'à l'épididyme où ils se terminent. Le plexus spermatique vient en partie du plexus solaire, en partie du plexus rénal et en partie aussi du plexus lombo-aortique. Le plexus du canal déférent a son origine dans le plexus hypogastrique, et s'anastomose avec les plexus vésical, prostatique et hémorrhoïdal.

Il résulte de là que les impressions morbides ayant leur point de départ dans le testicule et l'épididyme sont transmises à la moelle épinière par l'intermédiaire du grand sympathique, et que celles qui prennent naissance dans la tunique vaginale et les autres enveloppes lui arrivent surtout directement au moyen des branches collatérales du plexus lombaire.

Une impression morbide, perçue ou non perçue, qui part du testicule et de l'épididyme et provoque des douleurs dans la cuisse, par exemple, dans la jambe ou dans les parois thoraciques, etc., *doit forcément passer par les centres nerveux médullaires.* Pour expli-

quer sa propagation vers des points aussi éloignés de son origine,
on ne peut pas, en effet, invoquer les anastomoses nerveuses. Il est
vrai que l'ancienne théorie des anastomoses nerveuses, abandonnée
il y a trente ans, est en faveur depuis quelques années. Ainsi, le
professeur Charles Robin, en démontrant que les filets nerveux qui
vont se perdre dans les corpuscules du tact tirent leur origine des
anses terminales rattachées, d'une part, au médian, et, d'autre part,
au radial, a permis de se rendre compte du prompt rétablissement
de la sensibilité à la suite de la section du nerf médian, observé par
MM. Laugier, Richet et plusieurs autres chirurgiens (1), et d'expliquer la propagation de la douleur d'un doigt affecté de panaris aux
autres doigts, à la main et au membre thoracique tout entier, fait
qu'on rapportait généralement à une irradiation douloureuse réfléchie par les centres nerveux.

Mon savant maître, le professeur Adolphe Gubler, a proposé une
théorie ingénieuse de la sensibilité récurrente envisagée comme
phénomène de la sensation réflexe. Quoique cette théorie ne puisse
pas s'appliquer aux cas dont je m'occupe, j'en veux dire quelques
mots. D'après M. Gubler, les centres et les cordons nerveux exodiques et eisodiques forment un tout continu, un véritable circulus
nerveux ; car il existe à la périphérie du corps, dans la peau et le
tissu cellulaire sous-cutané, des cellules semblables à celles de la
substance grise de la moelle, qui servent d'intermédiaire entre les
filets exodiques et eisodiques. Ces cellules représentent une sorte de
moelle disséminée et diffuse, où le courant arrivé par le nerf moteur
se transforme pour revenir au centre et produire la sensation ob-
servée à la suite de l'irritation d'une racine antérieure. L'influx
nerveux n'est donc pas le même dans toutes les parties du cercle
qu'il parcourt ; il peut se *transformer* en passant d'un segment à

---

(1) Voyez Paulet, *Études sur les suites immédiates ou éloignées des
lésions traumatiques des nerfs.* Société de chirurgie, 1868.

l'autre de ses conducteurs, comme un courant électrique entravé dans sa marche se transforme en chaleur et en lumière, etc... Dans un cas observé par M. Gubler, une otite purulente à gauche, propagée à la région parotidienne et au tronc nerveux de la septième paire, produisit une paralysie faciale ; puis, au bout de deux ou trois jours, il survint une névralgie de toutes les branches du trijumeau correspondant, sans aucun signe d'inflammation du rocher ni des méninges de la base du crâne. Cette névralgie fut suivie d'anesthésie. Appliquant sa théorie à l'interprétation de ce fait intéressant, M. Gubler pense que l'inflammation du tronc du facial est devenue la cause excitatrice d'un ébranlement qui s'est propagé jusqu'aux extrémités des filets moteurs, et s'est réfléchie là dans les filets sensitifs, en produisant ce qu'il propose d'appeler une *névralgie réflexe* (1).

Comme l'excitation primitive ne porte point, dans l'inflammation du testicule, sur des nerfs moteurs, mais sur des nerfs sensitifs, et comme, d'un autre côté, les extrémités de ces nerfs ne s'anastomosent point en anses avec ceux des parties voisines, puisque l'organe est parfaitement isolé dans ses tuniques, je ne puis expliquer les douleurs réflexes, ni par des anastomoses, ni par une transformation du courant nerveux dans ces cellules périphériques qui constituent, pour M. Gubler, une moelle diffuse et dissociée. Ici, c'est la vraie moelle épinière qui reçoit l'impression et la transforme en sensations douloureuses, perçues dans des points plus ou moins éloignés du foyer morbide.

Comment s'opère cette transformation et à l'aide de quels agents?

La moelle épinière possède un *pouvoir excito-moteur* qui réside dans la substance grise. Depuis que Prochaska proclama le premier, au commencement de ce siècle, que la *réflexion*, sur les nerfs moteurs, des impressions faites aux nerfs sensitifs, ne s'effectuait que

---

(1) Gubler, Gazette médicale de Paris, 1er octobre 1859, p. 628, et 3 décembre 1864, p. 743.

par l'entremise indispensable de l'axe cérébro-spinal, les expérimentations relatives à ce sujet se sont multipliées à l'infini. Il est
peu de points de physiologie qui ait été plus fouillé en tout sens et
avec autant de fruit. Pflüger (1) a fait une étude si précise et si ap-
profondie des mouvements réflexes, qu'il a formulé les *cinq lois* qui
les gouvernent. Malheureusement nous sommes moins avancés en
fait de *sensations réflexes*. La physiologie expérimentale ne peut
presque rien nous apprendre sur les phénomènes subjectifs. L'animal n'exprime ses souffrances que par des cris ; et, eût-il le privilège
de parler, il est douteux qu'il poussât la complaisance jusqu'à nous
donner le récit analytique des tortures que nous lui infligeons. C'est
donc à la clinique seule qu'il faut avoir recours pour étudier les
phénomènes de la sensibilité réflexe.

Les affections douloureuses qu'on peut lui attribuer sont encore
peu connues. Les faits pathologiques, semblables à ceux que j'ai
rapportés, ne peuvent cependant laisser aucun doute sur l'existence
d'un *pouvoir excito-sensitif* qui, comme le pouvoir excito-moteur, a,
sans doute, pour siège la substance grise des centres nerveux. Cette
substance se compose de cellules multipolaires anastomosées entre
elles, affectées, les unes aux nerfs sensitifs, les autres aux nerfs moteurs et réunies dans les deux moitiés de la moelle par une commis-
sure de même nature. Ces données anatomiques très-sommaires
suffisent pour se rendre à peu près compte de la *réflexion nerveuse*
de quelque nature qu'elle soit, et à quelque distance qu'elle se pro-
duise. Mais quand on veut aller au fond des choses, que de doutes !
Que de questions se posent, auxquelles ni physiologistes ni médecins
ne peuvent répondre, à moins de prendre les fantaisies de leur ima-
gination pour des déductions rigoureusement scientifiques ! Savons-
nous, par exemple, quelles modifications subissent les cellules cen-

(3) Pflüger : *Die sensorischen Functionen der Rückenmark*. Berlin,
1853.

trales auxquelles aboutit l'impression initiale, perçue ou non perçue sous forme de douleur? Savons-nous si cette impression atteint *directement* les cellules, ou ne change leur modalité fonctionnelle qu'en *produisant autour d'elles un trouble de la circulation capillaire?* Et en admettant que la circulation capillaire soit troublée dans un des départements de la moelle épinière, ce trouble secondaire a-t-il pour conséquence l'*anémie* ou la *congestion?* Que les physio-pathologistes les plus sûrs d'eux-mêmes et les plus déterminés résolvent ces problèmes!

Examinons si les lois de la réflexion motrice formulées par Pflüger s'appliquent à la réflexion sensitive.

1° *Loi de la réflexion unilatérale.* — La réflexion a lieu *du même côté* que l'excitation. C'est, en général, ce qu'on observe dans les névralgies réflexes; presque toujours les troubles de la sensibilité ne surviennent que dans le côté du corps qui correspond à l'organe malade.

2° *Loi de la symétrie.* — Quand la réflexion atteint secondairement l'autre moitié de la moelle, les fibres motrices *correspondent toujours* à celles qui ont reçu l'excitation première et distincte. —C'est ce que nous avons vu dans les cas où les irradiations douloureuses étaient bilatérales; la ceinture qu'elles formaient était symétrique des deux côtés et perpendiculaire à l'axe de la moelle épinière.

3° *Loi d'intensité.* — Comme dans les mouvements réflexes, c'est ordinairement du côté correspondant à l'impression primitive que se produit l'irradiation douloureuse la plus intense.

4° *Loi du mouvement intersensivo-moteur et de l'irradiation réflexe.* —Cette loi, dont l'énoncé sera difficilement compris par ceux qui n'ont pas l'habitude du langage physiologique, a besoin de commentaires. Voici ce qu'elle veut dire : Quant l'excitation d'un nerf sensitif transmise à la moelle produit un mouvement réflexe, ce mouvement réflexe a pour conducteur nerveux le nerf moteur qui est *au niveau* de la fibre sensible excitée. Si l'effet produit sur la

moelle par l'impression centripète va plus loin, elle se propage toujours vers les nerfs situées au-dessus du niveau primitif, c'est-à-
dire de *bas en haut*, de la moelle épinière vers la moelle allongée.
Le bulbe paraît être le point central vers lequel convergent toutes
les irradiations excito-motrices, car la loi précédente s'applique aux
actions réflexes d'origine cérébrale, qui se font alors *d'avant en arrière*, de manière à atteindre la moelle allongée.

Il serait possible qu'on arrivât à une pareille précision pour la sensibilité réflexe, si les expériences sur les animaux pouvaient donner à cet égard un résultat quelconque. Mais l'observation clinique
brise le moule étroit de ces théories uniquement fondées sur l'ex-
périmentation. Quand les forces de l'organisme se déploient en toute
liberté, dans l'état de santé ou dans l'état de maladie, elles possèdent une puissance créatrice, une originalité d'allures, une com-
plexité phénoménale, dont les dépouillent les procédés analytiques
de la physiologie expérimentale.

La loi précédente ne s'applique nullement au *pouvoir sensitivo-
moteur* des centres nerveux. Ainsi, l'irradiation douloureuse réfléchie par les centres nerveux peut se produire *au-dessous du point
d'incidence* de l'impression morbide initiale. Il est vrai que très-
souvent, elle est au-dessus. En général elle se montre diffuse, sans
intermédiaire obligé, et comme impatiente de toute règle. Pourquoi,
par exemple, voit-on dans une même orchi-épididymite une sensation nauséeuse et une douleur scapulaire d'un côté; et de l'autre
une douleur vers la partie moyenne et antérieure de la cuisse?
Ici, point de centre, comme le bulbe pour les mouvements réflexes,
vers lequel se propagent, de bas en haut et d'avant en arrière, les
impressions centrales qui produisent les sensations réflexes. Et ce
qui prouve bien qu'il en est ainsi, c'est que le testicule devient
quelquefois l'aboutissant d'irradiations sympathiques dont le point
de départ est placé beaucoup plus haut que lui par rapport à la
moelle. La détermination douloureuse qui s'effectue sur le testicule

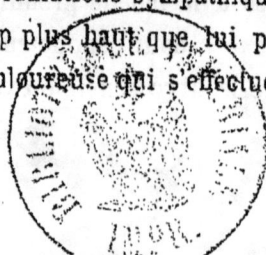

et l'ovaire dans les oreillons, en est une preuve. Je ne pense pas qu'on puisse expliquer aujourd'hui ce singulier phénomène par le transport de l'humeur morbide des parotides sur la glande de l'appareil génital. Cette prétendue métastase est sans doute un phénomène réflexe, mais un des plus obscurs, et un de ceux pour lesquels il n'est plus permis d'invoquer cette théorie si commode des sympathies morbides. J'en dirai autant du gonflement testiculaire observé dans certaines angines de poitrine. « J'ai même vu, dit Laennec (1), l'angine de poitrine exister seulement du côté droit de la cavité thoracique, auquel seul le malade rapportait l'oppression. Il y avait en même temps engourdissement souvent très-douloureux dans le bras, la jambe et le cordon spermatique, avec un gonflement notable du testicule. A peine quelque douleur se faisait sentir dans la région du cœur. Mais les redoublements étaient accompagnés de palpitations assez fortes, sans signes de lésion organique de ce viscère. » Dans une observation d'angine de poitrine symptomatique d'une lésion de la crosse aortique, publiée par le docteur Gintrac (2), un gonflement du testicule se manifesta au moment où les accidents cardiaques présentèrent une rémission marquée. « La tumeur du testicule ne pourrait-elle pas être considérée comme le produit d'une sorte de métastase? » Telle est la question que se pose M. Gintrac et qu'on se pose depuis un temps immémorial pour toutes ces prétendues métastases, en répondant oui ou non, sans trop savoir pourquoi. Quoi qu'il en soit, il paraît que la fluxion du testicule a quelque affinité avec l'angine de poitrine, car Hoffmann rapporte dans ses *Consultations* un cas qui présente avec celui de M. Gintrac une grande ressemblance; il a pour titre : *De asmate spasmodico cum tumore testis sinistri.* Je n'ai pas pu ou pas

---

(1) Laennec, *Traité de l'auscultation médiate*, 2ᵉ édit., tome II, p. 749.

(2) Gintrac, JOURNAL DE LA SOCIÉTÉ DE MÉDECINE DE BORDEAUX, 1835.

su trouver ce fait dans l'édition d'Hoffmann qui est à la bibliothèque de médecine. M. Axenfeld (1), qui le mentionne dans son *Traité des névroses*, a eu, lui aussi, connaissance d'un cas où la guérison de l'angine de poitrine a été signalée par l'apparition d'une névralgie iléo-scrotale. Cette névralgie était évidemment réflexe et sympathique. Et comme elle était située très-au-desous du point d'incidence, sur la moelle épinière, de la maladie principale, c'est-à-dire de l'angine de poitrine, on peut dire que la quatrième loi de Pflüger ne s'applique pas au pouvoir excito-sensitif des centres nerveux.

5° *Loi de généralisation.* — Quand l'influence excito-motrice ne se propage pas jusqu'à la moelle allougée, les mouvements réflexes restent *circonscrits* dans un département plus ou moins étendu du système nerveux; mais si elle atteint le bulbe, les mouvements sont *généraux*, car, comme nous l'avons dit plus haut, c'est dans la moelle allongée que se trouve le foyer principal d'irradiation des mouvements réflexes. — Cette loi ne s'applique pas plus que la précédente au pouvoir excito-sensitif, puisque ce pouvoir, répandu d'une manière diffuse dans toute la substance grise des centres nerveux, ne paraît pas se concentrer dans un point circonscrit. Les douleurs réflexes ont du reste beaucoup moins de tendance à se généraliser que les mouvements de même nature. Si les névroses convulsives étendues à tous les muscles sont communes, il est rare, au contraire, d'observer, sauf dans certaines hystéries à forme algique très-prononcée, des douleurs névralgiques occupant simultanément toutes les parties du corps. Quand il en est ainsi, l'affection douloureuse ne dépend pas d'un phénomène de sensibilité réflexe, mais plutôt d'un état morbide de tout le système nerveux, consécutif à une maladie diathésique ou constitutionnelle.

Je disais plus haut qu'un des caractères de la propagation excito-sensitive était de se faire, à travers la substance grise des centres

---

(1) Axenfeld, *loc. cit.*, p. 305.

nerveux, sans continuité, sans intermédiaire obligé. Parmi les nombreux exemples qu'on pourrait citer à l'appui de cette assertion, je choisis quelques observations curieuses de névralgies causées par le besoin d'uriner et par la miction. Ces observations ont été publiées par le docteur Putégnat (de Lunéville) (1). J'en résume une pour faire voir ce dont il s'agit. Un monsieur, âgé de 50 ans, éprouvait, à des intervalles variables et sans cause constitutionnelle ou accidentelle appréciable, une douleur périnéale vive et lancinante au moment de la miction et pendant sa durée. Cette douleur, avec sensation d'engourdissement, se répercutait dans les épaules, descendait dans les bras, en suivant seulement le trajet du nerf cubital, et produisait, dans l'avant-bras, le petit doigt et l'annulaire, la sensation que l'on éprouve lorsqu'on a heurté fortement le nerf cubital à son passage entre l'olécrane et l'épitrochlée. Cette douleur, beaucoup plus vive à gauche qu'à droite, durait environ vingt ou trente secondes et disparaissait avec la miction sans laisser aucune trace. Sur six malades offrant des accidents analogues, il y a eu quatre femmes. Des névralgies antérieures, des névroses ou une grande sensibilité nerveuse ont été notées parmi les causes prédisposantes. Les névralgies siégeaient dans le cubital, le médian, le radial, d'un seul ou des deux côtés et entre les deux épaules. Quand elles étaient unilatérales elles occupaient le côté gauche ; quand elles étaient bilatérales, leur intensité était plus grande à gauche qu'à droite. Leur summum d'intensité se montrait au commencement de la miction dont elles ne dépassaient pas la durée.

J'ai supposé jusqu'ici que *l'élaboration de l'impression incidente se faisait dans les cellules nerveuses de la moelle épinière*. Mais

---

(1) Putégnat (de Lunéville), *Accident particulier et non encore décrit causé par le besoin d'uriner et par la miction*. (Union médicale, 21 et 23 janvier 1864.)

comme la plupart des nerfs du testicule et de ses annexes appartiennent au système nerveux de la vie végétative, on est à se demander si les ganglions semi-lunaires du plexus solaire et les ganglions des plexus lombo-aortique et hypogastrique, qui sont composés, eux aussi, de cellules multipolaires, n'ont pas le pouvoir de réfléchir les excitations qui leur arrivent; ou si ces excitations ne font que les traverser pour se rendre aux centres médullaires. Il faut bien reconnaître que les travaux de Scarpa, Legallois, et plus récemment ceux de Valentin, Budge, Schiff, etc., ont dépossédé les ganglions du grand sympathique de l'autonomie absolue que leur attribuaient Winslow et Bichat, comme centres d'innervation complétement indépendants de l'axe cérébro-spinal. Mais un mouvement de réaction semble se produire en faveur du système nerveux de la vie végétative, depuis que M. Claude Bernard a mis hors de doute la *sécrétion réflexe* de la glande sous-maxillaire, par la seule entremise des ganglions du même nom. Que cette indépendance soit éminemment temporaire, comme le dit M. Longet, je le veux bien ; qu'elle ne survive pas longtemps à la destruction de la moelle épinière, je l'admets volontiers. Mais ce qui me paraît hors de doute, c'est que les ganglions peuvent multiplier indéfiniment la force qu'ils empruntent au grand centre médullaire, et s'élever à un degré de hiérarchie fonctionnelle bien voisine de celle de l'axe cérébro-spinal. D'ailleurs, je ne saurais trop le répéter, les expérimentations, si parfaites qu'on les suppose, ne donneront jamais qu'une notion incomplète des phénomènes normaux et pathologiques. Un animal mutilé ne sera jamais semblable à un animal malade.

Je pense donc que, dans les orchi-épididymites à névralgies réflexes, la *réflexion peut se faire du côté des viscères par l'entremise des ganglions du grand sympathique.* C'est ainsi que j'ai interprété les phénomènes multiples qui se produisent dans quelques cas du côté de l'estomac, des intestins, des glandes annexes du tube digestif, du cœur et de l'innervation vaso-motrice générale.

On a vu que les douleurs réflexes apparaissaient quelquefois au moment où la douleur locale avait considérablement diminué, par suite de la sédation des phénomènes inflammatoires. Aussi me suis-je toujours servi du mot *impression* morbide pour désigner les modifications qui se produisent dans les nerfs des parties malades. Cette impression peut-être *douloureuse ou non, perçue ou inconsciente;* la réflexion ne s'en produit pas moins. C'est ce qu'on observe journellement dans les névralgies maxillaires réflexes, symptomatiques de la carie ou des inflammations alvéolo-dentaires : très-souvent la dent malade ne paraît être le siége d'aucune altération morbide, à en juger du moins par l'absence ou le peu d'intensité de la douleur locale, tandis que les dents voisines ou éloignées, comprises dans le cercle de l'irradiation douloureuse, causent d'atroces souffrances, quoiqu'elles ne soient le siége d'aucune altération matérielle. C'est un point de l'histoire des névralgies réflexes que M. le docteur Tripier (1) a eu raison de faire ressortir dans son mémoire sur les *algies centriques et réflexes :* « Les nerfs sensitifs, dit-il, peuvent être affectés, même dans l'appareil de la vie animale, sans qu'aucune douleur traduise cette affection. L'affection non douloureuse, inconsciente des nerfs sensitifs, peut se propager, suivant leur trajet, jusqu'au centre nerveux, et constitue celui-ci à l'état pathologique. »

C'est parce que l'impression incidente arrivée au centre nerveux modifie pathologiquement la modalité fonctionnelle des cellules nerveuses, qu'une sensation douloureuse se produit; et elle se produit en vertu de cette loi désignée par les Allemands sous le nom de *loi d'excentricité des phénomènes* et que M. Gubler appelle *périphérisme des sensations.* C'est par cette loi que s'expli-

---

(1) A. Tripier, *Pathogénie d'une classe peu connue d'affections douloureuses : algies centriques et réflexes* (Archives générales de médecine, avril 1868). Dans ce mémoire il n'est pas question des névralgies réflexes que je décris.

quent les fourmillements, les douleurs fulgurantes, lancinantes, constrictives, etc., si fréquentes dans les inflammations, les ramollissements ou les scléroses du centre cérébro-spinal.

Malgré la diffusion qu'on observe quelquefois dans les névralgies réflexes de l'orchi-épididymite, la douleur, on l'a vu, se concentre en général dans les plexus lombaire et sacré. Ce fait ne me semble nullement prouver l'existence du *centre génito-spinal* dont Budge croit avoir démontré l'existence.

Une impression, quelle qu'elle soit, portée aux centres nerveux par les nerfs centripètes, peut se réfléchir sous forme de mouvements de sensations ou de phénomènes plus complexes, soit isolément, soit simultanément. Quand des troubles de la motricité, indépendants de la volonté, se manifestent en même temps que la douleur réflexe, ils peuvent tenir soit à ce que l'impression initiale a modifié tout à la fois et primitivement les cellules motrices de la moelle aussi bien que les cellules sensitives; soit à ce que les cellules motrices n'ont été atteintes que secondairement par les sensations réflexes, qui jouent le rôle de cause excitatrice par rapport au mouvement réflexe, tout en étant l'effet de l'impression primitive.

Je termine là cette dissertation de physiologie pathologique, déjà trop longue, quoique je n'aie fait qu'indiquer les points principaux qui se rattachent à l'histoire trop peu connue des névralgies réflexes.

VI

Voici maintenant tout ce qui a été écrit au sujet du phénomène douleur qu'on observe dans l'orchi-épididymite :

« Les inflammations du testicule, de quelque espèce qu'elles soient, dit John Hunter (1), s'accompagnent généralement d'une dou-

---

(1) John Hunter, traduction Richelot, t. II, p. 210.

leur dans les lombes et d'une sensation de faiblesse dans cette région et dans le bassin. Les intestins sympathisent ordinairement avec la plupart des maladies du testicule. Cette sympathie se manifeste, tantôt par des coliques, tantôt par une sensation anormale qui a son siége dans l'estomac et dans les intestins. Les nausées et même les vomissements constituent un symptôme fréquent. Par là les forces digestives sont altérées, et il se forme des accumulations de gaz qui sont parfois très-pénibles. Voilà donc par les testicules une longue chaîne de sympathies comme lorsque l'irritation se propage dans toute l'étendue des voies urinaires; d'abord le testicule est affecté par sympathie avec l'urèthre malade; ensuite ce sont le cordon spermatique, les lombes, l'estomac, l'intestin, puis tout le corps en quelque sorte par l'intermédiaire de ces parties.

J'ai vu les fesses se tuméfier dans un cas de gonflement du testicule, mais la tuméfaction n'était pas de nature inflammatoire, lorsque le malade urinait, il ressentait de la douleur dans cette région. Il n'est pas facile de déterminer si ce symptôme dépendait du gonflement du testicule, ou de la même cause commune, c'est-à-dire de la gonorrhée; mais cette dernière supposition est la plus probable. »

« La douleur et la tuméfaction, dit Astley Cooper (1), se propagent le long du cordon spermatique dans le canal inguinal, déterminent une gêne très-douloureuse dans l'aine, dans l'épine iliaque, la hanche et la partie interne de la cuisse du côté affecté, et enfin se fixent d'une manière spéciale dans la région lombaire. Ce siége de la douleur s'explique anatomiquement quand on se rappelle que les rameaux nerveux spermatiques ont leur principale origine dans les nerfs rénaux et lombaires.

« La communication qui existe, d'une part, entre les nerfs rénaux

---

(1) Astley Cooper, *OEuvres chirurgicales*, traduction de Chassaignac et Richelot, pages 427-428.

et spermatiques et ceux de l'estomac par l'intermédiaire du plexus solaire, et, d'autre part, entre ces nerfs et ceux des intestins au moyen du plexus mésentérique, donne lieu à un état sympathique de l'estomac qui se révèle par des nausées et quelquefois par des vomissements violents. Ce sont encore ces communications qui déterminent des douleurs intestinales, lesquelles simulent la colique et s'accompagnent d'une constipation opiniâtre. L'inflammation et la douleur s'étendent aussi au col de la vessie, et déterminent la dysurie et le ténesme urinaire. »

— Les auteurs modernes n'ont rien ajouté à la description de ces deux grands maîtres, comme on en pourra juger par les citations suivantes.

« Maladie locale, et le plus ordinairement à marche aiguë, l'épididymite peut exciter une réaction générale fébrile, des symptômes analogues à ceux des étranglements herniaires et des douleurs sympathiques des régions lombaires : le hoquet, les vomissements, les difficultés de défécation, de l'émission de l'urine, et, dans quelques cas rares, la péritonite (1). »

« L'épididymite aiguë est toujours accompagnée de douleurs très-vives, continues, souvent exacerbantes, qui s'irradient en remontant le long du cordon jusqu'aux reins : quelquefois ces douleurs gagnent la partie supérieure et interne des cuisses (2). »

« L'orchite est la variété la plus douloureuse. Elle est avec des douleurs, des crampes vers l'aine, vers la fosse iliaque, vers le rein, vers le membre inférieur du côté correspondant. L'orchite parenchymateuse provoque des vomissements et la fièvre symptomatique la plus prononcée; elle est le point de départ des réactions les plus vives (3). »

---

(1) Ricord, Note dans le t. II, page 224 des *Œuvres de Hunter*.
(2) Melchior Robert, *Traité des maladies vénériennes*, page 114.
(3) Vidal de Cassis, *Traité des maladies vénériennes*, p. 123.

« Ordinairement les symptômes généraux sont très-légers; le malade se plaint seulement de gêne dans les reins, d'un peu de malaise et de courbature. Mais quelquefois la douleur lombaire est très-vive; de la région rénale cette douleur se répand dans le ventre, vers la partie interne et supérieure des cuisses et même sur la fesse; elle tourmente beaucoup le malade, le prive de tout mouvement et le force à garder le lit; il peut même s'ensuivre de l'insomnie avec accélération du pouls. Cet état est assez rare (1). »

« Souvent l'orchite s'annonce par une douleur siégeant dans l'aine du côté qui doit être affecté. Cette douleur s'irradie quelquefois vers l'épine iliaque antéro-supérieure ou vers les lombes; elle se dirige aussi du côté du testicule le long du cordon. Dans quelques cas, ces douleurs sont précédées d'un sentiment de pesanteur à la région périnéale, avec envies fréquentes d'uriner, et un ténesme que A. Cooper compare à la sensation de quelques gouttes d'urine qui resteraient encore au fond du canal. La marche, les froissements, le poids seul du testicule exaspèrent la douleur qui s'irradie alors dans les lombes. Arrivée au summum d'intensité, vers le troisième, le quatrième ou le cinquième jour, la douleur se calme ordinairement après avoir persisté à ce degré pendant vingt-quatre heures, et devient supportable un ou deux jours après. Une fois qu'elle est ainsi modérée, elle décroît beaucoup plus lentement, elle exige encore un ou deux septénaires, c'est-à-dire trois septénaires en tout, pour disparaître entièrement (2). »

« Une douleur violente se fait sentir vers le testicule, le plus souvent en bas et en arrière de cet organe, c'est-à-dire à l'épididyme, d'où elle s'étend, en remontant le long du cordon, jusqu'au canal inguinal. Les malades se plaignent quelquefois de vives souffrances

---

(1) Cullerier, *Des affections blennorrhagiques.* Leçons de clinique professées à l'hôpital du Midi, p. 89.

(2) Rollet, *Traité des maladies vénériennes*, p. 231.

qu'ils ressentent dans la région lombaire ; ils accusent surtout une sensation douloureuse de pesanteur et de malaise dans les aines, le bas-ventre, la partie interne et supérieure des cuisses. Il n'est pas rare de voir alors la fièvre se déclarer et, avec elle, des signes d'embarras gastrique, tels que la céphalalgie, l'inappétence, des nausées et même des vomissements. Mais ces symptômes de réaction générale ne sont pas ordinairement de longue durée (1). »

Dans un mémoire récent, que j'ai eu l'occasion de citer plusieurs fois, le docteur Diday, après avoir dit que l'emploi de la glace est surtout efficace contre la douleur, ajoute :

« Mais les causes capables de produire cette douleur sont nombreuses et diverses. En voici les principales variétés, telles que je puis les indiquer d'après les souvenirs de ma pratique.

« L'espèce qui s'observe le plus fréquemment est celle qui succède à l'épididymite blennorrhagique, et parmi ces malades on la rencontre surtout chez les sujets porteurs d'un varicocèle ; c'est-à-dire que son siége ordinaire est du côté gauche. Ce n'est là rien moins qu'une névralgie proprement dite ; ses crises, en effet, ne sont pas séparées par des intervalles, et ne reviennent pas en l'absence de causes provoquantes. Elles n'affectent pas non plus cette intensité de souffrances qui est le propre des névralgies. Enfin la série des crises, considérée dans son cours entier, ne va point en s'exaspérant d'abord puis en diminuant, comme on l'observe dans la sciatique ou les névralgies faciales. Tout au contraire, la douleur épididymique durerait cinq ans, que, pendant cinq ans, elle se réveillerait tous les jours avec la même intensité, sous l'action des mêmes causes provocatrices, c'est-à-dire de la marche et de la station debout, s'apaisant, par contre, régulièrement chaque nuit, pendant le décubitus dorsal.

« Pourquoi cette hyperesthésie névralgiforme existe-t-elle chez

---

(1) Langlebert, *Traité des maladies vénériennes*, p. 182.

certains blennorrhagiens et épididymaires, et manque-t-elle chez d'autres? Rien dans les circonstances de l'épididymite qui l'a précédée ne peut suggérer de réponse à cette question. De même que tous les blennorrhagiens ne subissent pas l'épididymite, de même que toutes les épididymites blennorrhagiques ne se compliquent pas d'orchite, de même aussi toutes les épididymites ne donnent pas lieu à cette sensibilité locale persistante. La constitution du patient, son tempérament nerveux, sa disposition spéciale d'esprit à analyser minutieusement le fonctionnement des organes génitaux donneraient plutôt la raison de cette maladie que la coexistence du varicocèle peut, ainsi que je l'ai dit, servir aussi à expliquer (1). »

Je termine cet historique que je me suis efforcé de faire aussi complet que possible. Le Lecteur pourra juger, d'après ces citations, s'il y a quelque chose de nouveau dans les faits et les idées que contient ce mémoire.

CONCLUSIONS.

1° Il existe dans l'orchi-épididymite blennorrhagique deux espèces de douleurs : *a*. les douleurs *locales* et *directes*, se rattachant au processus inflammatoire de l'épididyme et du testicule; *b*. les douleurs *réfléchies*, *sympathiques* ou *éloignées*, constituant des *névralgies réflexes*.

2° Les douleurs *névralgiques réflexes* sont sourdes et lancinantes, continues et paroxystiques; elles se manifestent sous forme d'attaques irrégulières dans leur retour. Loin d'être excitées et exaspérées par le toucher, comme les douleurs inflammatoires, elles sont au contraire la plupart du temps calmées par la pression et se produisent spontanément. Elles changent de place, et dans leur mobilité

---

(1) P. Diday, *De l'emploi de la glace contre certaines affections de l'appareil testiculaire*. ANNALES DE DERMATOLOGIE ET DE SYPHILIGRAPHIE, 1re année, n° 3, pages 189 et 190.

occupent successivement ou simultanément non-seulement diverses portions du même nerf, mais encore une ou plusieurs branches nerveuses appartenant au même plexus ou à des plexus différents.

3° Elles ne présentent pas dans leur marche la régularité du processus organique qui leur a donné naissance ; il semble qu'elles doivent à une sorte d'autonomie qu'elles acquièrent, malgré leur subordination primitive à une lésion fixe, le privilège de se manifester d'après le mode qui leur est propre, c'est-à-dire avec une irrégularité d'allure qui déjoue toutes les prévisions.

4° L'*impression morbide*, qui donne lieu à ces névralgies réflexes, part du testicule et aboutit à la moelle épinière.

5° Cette impression *incidente* est perçue ou non perçue à son point de départ. Arrivée au centre nerveux, elle modifie pathologiquement la modalité fonctionnelle des cellules nerveuses. Il en résulte, sur le trajet des nerfs sensitifs en communication avec ces cellules nerveuses, des *sensations douloureuses* qui se produisent en vertu de la loi d'*excentricité des phénomènes sensitifs* ou du *périsphérisme des sensations.*

6° Les *lois* de la réflexion motrice formulées par Pflüger ne s'appliquent pas rigoureusement à la *réflexion sensitive*. Ainsi l'irradiation douloureuse réfléchie par les centres nerveux peut se produire *au-dessous* du point d'incidence de l'impression morbide initiale ; en général elle se montre diffuse, sans intermédiaire obligé et comme impatiente de toute règle. Ici, point de centre, comme le bulbe pour les mouvements réflexes, vers lequel se propagent, de bas en haut et d'avant en arrière, les impressions centrales qui produisent les sensations réflexes. — La loi de *généralisation des mouvements réflexes* ne s'applique pas au *pouvoir excito-sensitif*. Ce pouvoir, répandu d'une manière diffuse dans toute la substance grise des centres nerveux, ne paraît pas se concentrer dans un point circonscrit.

7° Dans les orchi-épididymites à névralgies réflexes, la réflexion peut se faire *du côté des viscères* par l'intermédiaire de la moelle ou des ganglions du grand sympathique.

8° L'*intensité* de la douleur réfléchie n'est pas en rapport avec l'intensité de la douleur inflammatoire locale. Souvent cette dernière est insignifiante ou a disparu complétement, quand se manifestent, sur un point plus ou moins éloigné du foyer morbide, d'horribles névralgies réflexes.

9° Les douleurs irradiantes diminuent d'intensité, si la *réflexion* s'effectue sur des nerfs dont l'origine est éloignée de celle des nerfs qui se rendent au testicule malade.

10° La contraction musculaire exaspère fréquemment les douleurs réflexes; mais celles-ci, à leur tour, suscitent quelquefois dans les muscles des mouvements morbides et involontaires. A ce conflit anormal entre les nerfs sensitifs *virtuellement* douloureux, et les nerfs moteurs, se rattachent les *secousses convulsives*, les *crampes*, les *contractures* et les *asthénies musculaires* observées dans quelques cas d'orchi-épididymite remarquables par la violence des douleurs réflexes.

11° Quand l'irradiation réflexe suscitée par une impression morbide partie du testicule s'effectue sur les *plexus du grand sympathique*, il peut se produire un ensemble de phénomènes beaucoup plus compliqués que la simple douleur, tels que mouvements péristaltiques et antipéristaltiques anormaux du tube digestif, hypercrinies gastro-hépathiques, plénitude ou resserrement de la circulation générale et par conséquent modifications correspondantes de la caloricité, etc., etc.

12° Les névralgies réflexes symptomatiques de l'orchi-épididymite blennorrhagique sont habituellement *unilatérales* et situées du même côté que le testicule malade; mais quelquefois elles sont *bilatérales* ou *en ceinture* et constituées par une *névralgie lombo-abdominale double*.

13° La *rachialgie* est la plus fréquente des irradiations réflexes de l'orchi-épididymite; elle a deux foyers : un *foyer supérieur ou rénal*, un foyer inférieur ou *sacro-sciatique*.

14° Viént ensuite la *névralgie lombo-abdominale réflexe* avec ses trois foyers, le *lombaire inférieur*, l'*hypogastrique* et l'*inguinal*.

15° Les douleurs sympathiques qui se propagent dans le *membre inférieur* du côté malade se divisent en deux groupes : un *groupe antérieur ou crural*, un *groupe postérieur ou sciatique*.

16° Dans quelques cas la douleur envahit *les parois thoraciques* et se manifeste là, tantôt sous forme d'endolorissement vague, tantôt et plus fréquemment sous forme d'un point fixe et d'irradiations qui suivent le trajet des nerfs intercostaux.

17° Les *douleurs viscéralgiques réflexes* symptomatiques de l'orchi-épididymite blennorrhagique présentent trois foyers : le foyer *rachialgique supérieur ou rénal*, le foyer *hypogastrique profond* et le *foyer épigastrique*.

18° Dans la pathogénie des névralgies réflexes symptomatiques de l'orchi-épididymite, le premier rôle appartient à l'*orchi-épididymite*, le second à la *vaginalite* et le troisième à l'*inflammation du cordon*.

19° La *névralgie du testicule*, le *testicule irritable* n'est, la plupart du temps, qu'une affection inflammatoire localisée dans l'appareil testiculaire, devenue chronique, et passée inaperçue, mais qui, à un moment donné, se complique de névralgies réflexes.

20° L'inflammation du testicule ou de ses annexes possède à un degré remarquable la propriété de *diminuer rapidement la quantité des globules rouges du sang.*—L'aptitude des malades à devenir anémiques sous l'influence de l'orchi-épididymite varie selon l'âge : elle est d'autant plus grande que les sujets sont moins âgés.

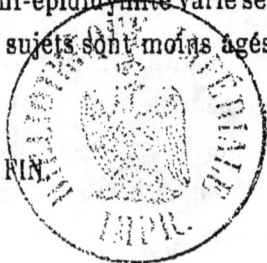

FIN.

TABLE DES MATIÈRES.

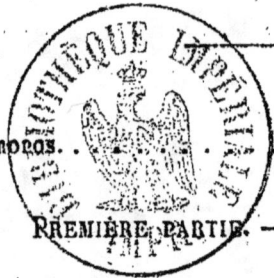

PREMIÈRE PARTIE. — EXPOSITION DES FAITS.

DEUXIÈME PARTIE. — GÉNÉRALITÉS. PATHOGÉNIE. HISTORIQUE.

FIN.

ERRATA.

Page 42, 4ᵉ ligne, au lieu de *vers le 4 ou 5 avril* lisez *vers le 4 ou le 5 avril*.

Page 44, 11ᵉ ligne, au lieu de *urèthres* lisez *uretères*.

Page 45, 10ᵉ ligne, au lieu de *négative* lisez *végétative*.

Page 45, 18ᵉ ligne, au lieu de *puis son rejet* lisez *puis de son rejet*.

Page 46, 28ᵉ ligne, au lieu de *avec la funculite* lisez *avec funiculite*.

Page 97, 2ᵉ ligne, au lieu de *situées* lisez *situés*.

Page 109, 17ᵉ ligne, au lieu de *périsphérisme* lisez *périphérisme*.

Paris. — Imprimerie de Cusset et Cⁱᵉ, 26, rue Racine.

23

www.ingramcontent.com/pod-product-compliance
Lightning Source LLC
Chambersburg PA
CBHW052222270326
41931CB00011B/2446